科学健康·口腔

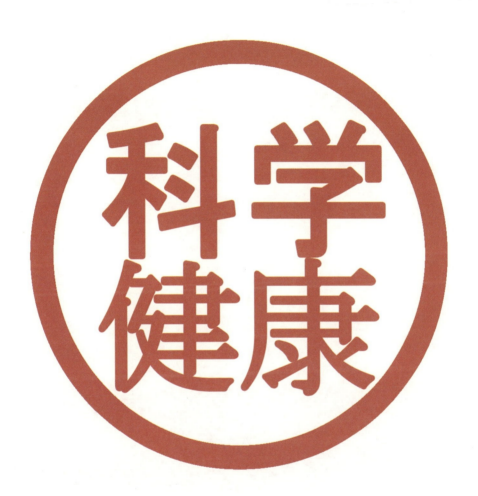

中国科学技术协会 | 中国老科学技术工作者协会 |
国家卫生健康委员会 组织编写

科学普及出版社
·北 京·

名誉主编：周光召　邓　楠

主　　审：曾益新　齐　让

主　　编：王捍峰　吴甘美

编　　委（按姓氏笔画排序）：

　　　　　王捍峰　邓　楠　申倚敏

　　　　　齐　让　吴甘美　何　健

　　　　　林嘉滨　周光召　赵铱民

　　　　　曾益新

科学健康

周光召

轻轻松松一佰岁

高高兴兴一辈子

陈竺敬题 二零零七年九月于北京

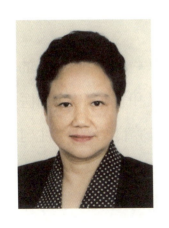

序言

　　健康是人生的第一需要,也是人类生存繁衍的前提。有健康才会有蓬勃的生命,才会有努力、奋斗和成功。世界卫生组织认为,健康既包括躯体健康,也包括心理健康,还包括良好的社会适应能力。这种观点确有道理。有病的人固然不能说是健康,但一个虽然没有病,却整天郁郁寡欢、与周围的人格格不入、总是给别人和自己带来不愉快的人同样也不是一个健康的人!由此可见,健康既是一种生理现象,同时也是一种心理现象和社会现象。只有身体功能良好、精神健康并且拥有积极向上的生活态度以及和谐人际关系的人,才能真正称得上是健康的人。

　　健康来自科学的生活方式。调查表明,在影响人类健康的诸多因素中,60%以上来自我们每个人的生活方式和保健意识,只有40%来自社会、家庭遗传、医疗以及所处的环境。现代人所患疾病45%以上与不良的生活方式有关,而导致死亡的因素有60%与不良的生活方式有关。实现健康的最好方法，就是进一步提高科学素质，了解和掌握正确的医药卫生知识，自觉养成良好的生活习惯，培养良好的个性与人格，实践科学文明、健康向上的生活方式，通过科学饮食获取均衡的营养，通过适当运动和规律的生活获取充足的睡眠和健康的体质，通过及时有效的心理调适活动获取健康的心理，力戒吸烟、过量饮酒、食物过精、久坐不动等不良嗜好。健康不仅仅是个人的事情，更是家庭的事情、社会的事情；维护个人健康，促进社会健康，是我们每个社会成员必须承担的社会责任！

我们生活在一个城市化、工业化、全球化快速发展的时代。随着物质生活水平的迅速提高，人们在充分享受现代文明成果的同时，也不可避免地面临着各种各样的疾病威胁。对付疾病的亘古良方，一是不要害怕，二是要相信科学。科学是人类健康的保护神，正是飞速发展的医药科技赋予了人类以神奇的力量，使我们能够在严重威胁人们身心健康的各种疾病面前，成功化解危机，摆脱疾患的困扰。健康向上的心理状态是我们对付病魔的第一道防线，现代医学科技是战胜疾病的有力保障。坚韧不拔的毅力，乐观豁达的心态，积极和谐的人际关系，有助于养成自尊自信、热爱生活、关爱生命的生活态度，由心理健康促进身体健康。这既体现了我们对生命的敬佩，更是对人类生存本质意义的追求！

健康水平是衡量人们生活质量和社会发展程度的重要标志，对健康的重视程度体现了社会文明进步的程度。《科学健康》是一套讲授健康理念、健康方法、健康生活的科普著作，通俗易懂，方便实用。希望每个人都能认真地读一读这套书，从中汲取医学知识，提高医学素养，实践健康方法，重视和追求健康，为全面建设小康社会贡献一份力量。

是为序。

中国科学技术协会原常务副主席　邓楠

2007 年 8 月

序言

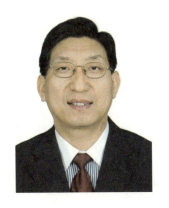

健康是人全面发展、生活幸福的基石,是人类对美好生活的永恒追求,是经济社会发展的基础条件,是社会文明、国家富强、民族振兴的重要标志。人拥有健康,才能进行学习、劳动、创造与发明,才能学习掌握科学技术,形成智慧,成就事业,幸福生活。健康是世界上最宝贵的财富,没有健康,一切无从谈起。掌握健康科学,成就科学健康!

"没有全民健康,就没有全面小康",习近平总书记在党中央、国务院召开的新世纪第一次全国卫生与健康大会上深刻论述了健康的重要性,确定将人民健康放在优先发展的战略地位,从党和国家事业全局的战略高度对新时期卫生和健康工作提出了一系列新思想、新要求,这是我国卫生与健康发展理念的一次重大飞跃,是"健康中国"建设的根本指南。紧随其后,作为国家战略,党中央、国务院颁布实施《"健康中国2030"规划纲要》,勾画了打造"健康中国"的美好蓝图，彰显了我国将对健康问题的重视提升到前所未有的高度。越来越多的证据表明，健康正在受到全国人民前所未有的关注，卫生与健康事业迎来了新的春天，人人享有健康正逐步成为现实。

党和政府历来高度重视科技工作者的健康，不断提升相关医疗卫生服务能力与水平，保障科技工作者在建成小康社会中重要作用的充分发挥。中国科学技术协会、中国老科学技术工作者协会联合国家卫生和计划生育委员会一直为增进科技工作者的健康而积极努力，希望在促进科技工作者健康上贡献一些力量，以表达对科技工作者的敬意。科技创新离不开科技工作者强健的体魄、健康的心理和充沛的精力，科技创新和科学普及是实现创新发展的两翼，同等重要。出版《科学健康》科普丛书，就是在科技工作者中普及健康科学，传播科学的健康知识，倡导健康的生活方式。《科学健康》已出版9卷，自问世以来，由于其内容的科学性、准确性和权威性，受到科技工作者和广大公众的喜爱和好评，在提高科技工作者健康素养上发挥了作用。希望通过阅读《科学健康》，促进读者养成健康的生活方式，不断提高健康素养，激发读者对健康或者与医学相关融合领域的研究，做健康科学的实践者、探索者，有力推进"健康中国"建设的伟大事业。

无论对于一个人，还是一个国家、一个民族，健康都是一项长期的系统工程，贵在践行。祝愿每一位读者不断了解、掌握、运用健康科学，提升生活质量和生命质量，用自己的健康实践为"健康中国"留下精彩的注脚，为全面建成小康社会、实现中华民族伟大复兴的中国梦作出更大的贡献。

中国科学院院士

国家卫生健康委员会副主任　　曾益新

2017 年 9 月

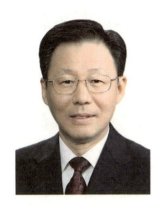

序言

  党的十八大以来，以习近平同志为核心的党中央坚持人民至上，把实施"健康中国"战略摆在重要位置。提升老科技工作者的健康素养，让更多老科技工作者享受有品质的健康生活，是建设"健康中国"的重要内容，更是老科协的重要任务。中国老科协始终把服务全民健康素养提升作为一项重要任务，长期以来通过开展健康讲座、举办科学健康论坛、发布和出版健康科普作品等方式开展优质健康科普活动，受到广泛欢迎。

  今年7月，我和齐让、王延祐、庞晓东同志参加中国老科协"科学健康圆桌会"专题座谈会。吴甘美、王捍峰同志谈到了这项工作的发展历程：2006年在时任全国人大常委会副委员长、中国科协主席周光召的积极倡议和推动下，创办"科学健康"圆桌会议，邀请临床医学和生命科学领域知名专家与两院院士面对面交流研讨，弘扬科学家精神，关注老科学家身体健康，普及科学健康知识，至今已成功举办33届。

2007年起，中国科协和卫健委保健局组织知名临床医生撰写医学科普文章，至今已出版12册《科学健康》丛书。中国科协科普部今年将修订再版该丛书，尝试通过漫画、音频和小程序等方式创新，向包括老科技工作者在内的广大老年人普及健康知识、倡导健康生活方式，让大家自发参与、乐在其中。

再版的《科学健康》丛书有三个变化。一是内容更权威。修订版由多位医学领域的院士、知名专家、优秀医生共同参与，针对中老年人普遍关注的热点健康问题和老年常见病等进行权威解答，科学看待疾病，科学进行诊疗和预防。二是形式更通俗。丛书内容以简单问答的形式呈现，贴近读者、通俗易懂，是实用性很强的科普书。再版丛书增加了老年人普遍关注的睡眠、心血管、骨质疏松等健康问题。三是理念更先进。丛书与时俱进，反映了近年来医学领域的最新成果，全新的健康诊疗理念、知识和技术，充分体现了中国医学的发展特色和国际水平。

再版《科学健康》丛书是向党的二十大的献礼，也体现了党和国家对广大老科技工作者的关心。希望读者能够在书中收获更多的阅读乐趣，运用科学的健康知识，享受有品质的健康生活。

中国老科学技术工作者协会会长　李学勇

2022年7月

目录 Contents

第一章　口腔健康人人相关 / 001

人类口腔疾病的严重性 / 003

口腔健康标准是什么 / 004

必须重视口腔健康 / 005

口腔疾病与心血管疾病 / 005

口腔疾病与神经系统疾病 / 006

口腔疾病与吸入性肺炎 / 007

口腔疾病与胃肠道疾病 / 008

口腔疾病与妊娠期异常 / 008

牙周病与糖尿病 / 009

正确的刷牙方法 / 010

如何选用牙膏 / 011

如何选用牙刷 / 012

口腔健康的自我检查法 / 013

嚼口香糖对口腔健康有好处吗 / 015

舌苔需要刮吗 / 016

要重视口腔定期检查 / 017

哪些人易患牙病 / 018

怎样选择就诊科室 / 019

看口腔病时应做哪些准备 / 020

拍牙片对身体有危害吗 / 021

牙痛有哪些常见原因及对策 / 021

口腔医学的起源 / 023

我国口腔医学发展 / 024

"全国爱牙日"是如何创立的 / 024

国际口腔医学博物馆 / 025

第二章　牙体上的疾病 / 027

牙齿的组织 / 029

牙齿的功能 / 030

龋病是怎么回事 / 030

龋齿的危害 / 031

如何判断龋病程度 / 032

怎样预防龋病 / 033

氟为什么能防龋 / 034

提倡科学吃糖 / 035

什么是牙髓病和根尖周病 / 036

为何牙痛特别剧烈 / 037

补牙为什么要钻牙 / 038

什么是根管治疗 / 038

为什么有的补牙需要多次 / 039

补牙后要注意什么 / 040

牙齿遇冷热发生酸痛是怎么回事 / 041

牙本质敏感有哪些治疗方法 / 041

激光脱敏是怎么回事 / 042

乳牙为什么很重要 / 043

为什么说保护"六龄牙"很重要 / 044

什么是窝沟封闭 / 045

儿童为何易患龋齿 / 046

如何预防"奶瓶龋" / 048

龋齿对儿童有哪些危害 / 049

乳牙的龋洞要补吗 / 050

儿童缺牙后需不需要镶牙 / 051

怎样教儿童刷牙 / 052

为什么要提倡少喝碳酸饮料 / 053

如何增强儿童咀嚼功能 / 054

经常吃零食对牙有害吗 / 055

你会吃糖吗 / 056

第三章　牙周组织疾病 / 057

什么是牙周组织 / 059

牙周组织的功能是什么 / 060

什么是牙龈炎 / 061

牙龈为什么会出血 / 062

牙龈出血的治疗 / 063

什么是牙周炎 / 064

牙周炎的原因 / 065

牙周萎缩是怎么回事 / 066

牙周炎的治疗 / 067

为什么要洁牙 / 068

吸烟和牙周病有关吗 / 069

如何防治口臭 / 070

使用牙线清洁牙间隙 / 071

第四章　口腔黏膜疾病 / 073

口疮是怎么回事 / 075

扁平苔藓 / 076

口腔白斑 / 077

干燥综合征 / 078

唇炎的防治 / 079

如何防治口腔黏膜病 / 080

第五章　牙齿缺损和缺失的修复 / 083

缺牙后为什么要及时镶牙 / 085

缺牙后多久镶牙最合适 / 086

如何选择义齿 / 086

缺牙后能立即镶牙吗 / 088

牙齿断了能修复吗 / 088

什么情况下需要做牙冠 / 089

为什么戴义齿吃东西不香 / 091

活动义齿戴牙疼痛怎么办 / 092

戴义齿疼痛与维生素缺乏有关吗 / 093

怎样使用和保护活动义齿 / 094

如何选择义齿材料 / 096

镶牙时是否都需要拔除牙根 / 097

什么是种植牙 / 098

种植牙的种类有哪些 / 099

哪些患者能接受种植牙 / 101

什么时候种牙合适 / 101

种植牙后有哪些注意事项 / 102

什么是颌面赝复体 / 103

第六章　牙齿美白与美容牙科 / 105

黄牙、黑牙是怎么回事 / 107

黄牙、黑牙能美白吗 / 108

患者自己能做牙齿漂白吗 / 108

冷光漂白牙齿的效果如何 / 109

什么是全冠美容修复 / 110

什么是瓷贴面美容修复 / 111

第七章　牙颌畸形的矫正 / 113

牙齿排列为何不整齐 / 115

哪些不良习惯可造成牙颌畸形 / 116

牙颌畸形的危害有哪些 / 117

何时是矫治牙颌畸形的最佳年龄 / 118

常见牙颌畸形的矫治方法有哪些 / 120

"正牙"有时为什么要把好牙拔掉 / 121

能否快速矫正牙齿 / 121

什么是隐形矫治器 / 122

牙颌畸形矫治好以后，为什么还要戴保持器 / 123

成人能矫正牙颌畸形吗 / 124

"地包天"是怎么回事 / 125

为什么有的正畸患者还需要进行正颌外科手术 / 126

"偏下巴"是怎么回事 / 128

"小下巴"是怎么回事 / 129

第八章　口腔颌面部常见疾病 / 131

哪些牙齿应拔除 / 133

哪些情况下不宜拔牙 / 134

心脏病患者能拔牙吗 / 135

拔牙疼吗 / 136

什么是舒适微创拔牙 / 137

拔牙创是怎样愈合的 / 137

拔牙后应注意哪些问题 / 138

儿童拔牙要注意哪些问题 / 139

是否每个人都要长智齿 / 139

什么是阻生智齿 / 140

什么是智齿冠周炎 / 141

阻生智齿都要拔除吗 / 142

断牙能否再接 / 143

外伤致牙齿折断或脱落怎么办 / 143

乳前牙外伤后应如何处理 / 144

外伤牙的牙髓能再生吗 / 145

唇裂与腭裂是怎么回事 / 145

究竟有哪些因素引起唇腭裂呢 / 146

唇裂与腭裂的婴儿如何喂养 / 147

如何治疗唇裂 / 147

如何治疗腭裂 / 148

如何做腭裂手术后语言训练 / 149

唇腭裂会遗传吗 / 151

口腔颌面部也会长肿瘤吗 / 151

颈部肿块常见哪些疾病 / 152

如何识别颌面部血管瘤 / 153

血管瘤可以治疗吗 / 154

颈部转移癌"谁"是原发灶 / 155

如何预防口腔癌 / 157

有哪些因素可能引起口腔癌 / 158

口腔颌面部外伤有哪些特点 / 159

如何进行口腔颌面部外伤的急救 / 160

如何诊断颌面骨折 / 161

第九章　数字化口腔医学 / 163

什么是数字化口腔医学 / 165

数字化口内扫描 / 165

数字化口腔 CT 诊断 / 166

数字化口腔 3D 打印 / 167

种植牙机器人 / 168

致谢 / 171

赵铱民

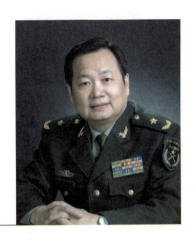

1956年10月出生，陕西省汉中市人，口腔修复学专家，中国工程院院士。1983年毕业于第四军医大学，1991年于同校获医学博士学位。现任军事口腔医学国家重点实验室主任，空军军医大学口腔医学院教授、主任医师、博士研究生导师，兼任世界军事齿科学会荣誉主席、国际颌面修复学会荣誉主席、中华口腔医学会名誉会长、《中华口腔医学》杂志总编辑。

长期从事口腔颌面部缺损修复及功能重建研究。创建了颜面缺损智能化仿真修复技术体系，建立了系统的颌骨缺损后咀嚼功能重建技术，显著提升了患者的生存质量，已成为国际通用技术；发明了自主式种植牙机器人，建立了智能化精准种植和即时修复的牙种植新模式；创建了中国颌面赝复学科，并使其跻身国际先进行列；建成了在国际上最具影响力的国际口腔医学博物馆。获国家科技进步奖一等奖1项、二等奖2项，军队科技进步奖一等奖3项，并获何梁何利基金科学与技术进步奖、全国先进科技工作者等多项奖励。授权国家发明专利15项，发表论文280篇，著有《颌面赝复学》等专著3部，主编全国规划教材《口腔修复学》，荣立一等功一次。

写给读者的话

口腔疾病是人类最常见、最多发的疾病之一，每个人从小到老任何时期都可以发生口腔疾病，尤其是龋齿、牙周病、牙颌畸形、颌面缺损、口腔黏膜病以及口腔肿瘤的发病率很高。口腔疾病是人类生活方式疾病之一，树立正确的口腔健康意识，养成良好的口腔健康行为，有助于预防口腔疾病、保持口腔健康。

目前，我国口腔卫生保健工作所面临的形势是严峻的，第四次全国口腔健康流行病学调查报告显示，以65~74岁分组为例，第一个主要表现是口腔病的发病人数最多，约有76.7%的人患有龋病、90.7%的人患有牙周病；第二个主要表现是口腔卫生知识水平较低，口腔健康知识知晓率仅为47.6%；第三个主要表现是口腔疾病治疗任务重，龋病未治率为87.2%，牙列缺损未修复率为47.7%。

世界卫生组织认为，造成口腔疾病现今这种严重情况的原因是人们长期以来忽视了口腔健康的重要性，而现在是唤醒世人注意口腔卫生和采取预防口腔疾病行动的时候了。世界牙科联盟确定每年3月20日为"世界口腔健康日"。

近年来，我国口腔卫生保健工作有了很大发展，口腔专业人员不断增加、设备不断更新，但是还远远赶不上需要。为此，必须增强国人自我口腔保健能力，从根本上大大减少口腔病患者。例如，龋病是由细菌、牙齿的形态和位置以及全身健康等多种因素造成的，建立良好的口腔卫生习惯、消除有害致病菌就能预防龋齿的发生。所以，增强自我口腔保健能力，无病预防、有病早治，就可大大减少口腔病发病率，促进全身健康。

临床上，每天都有患者提出这样那样的问题，希望得到医生圆满的回答，这些问题许多是带有共同性质的。作为口腔医生，我们不仅担负着治疗牙病的临床任务，还担负着预防牙病的科普任务，面对大众，回答的内容不仅要准确，更要让人在短短的几分钟内听得懂、记得住。

有鉴于此，我们组织编写了这本书。本书为介绍口腔医学知识的高级科普读物，内容包括口腔健康人人相关、牙体上的疾病、牙周组织疾病、口腔黏膜疾病、牙齿缺损和缺失的修复、牙颌畸形的矫正、口腔颌面部常见疾病等口腔疾病防治方法。内容丰富、实用，是广大群众自我口腔保健的必备读物。

赵铱民
2016 年 4 月

第一章

口腔健康人人相关

第一章 口腔健康人人相关

口腔疾病是人类的常见病、多发病。最为常见和广泛流行的口腔疾病为龋病、牙周病、牙颌畸形和牙齿缺失。虽然这四大类疾病严重影响人类机体健康和生活质量,但是它们是可以预防和治疗的。口腔卫生是健康生活的组成部分,是社会文明进步的重要标志。只要我们日常能够注重口腔健康,积极预防,就能够避免许多口腔疾病的发生。

人类口腔疾病的严重性

人类口腔疾病自古以来就非常普遍,我国商代甲骨文已有关于龋齿的记载。口腔疾病几乎影响全体人类,而且具有频繁复发的特点。口腔病种繁多,发病机理复杂,防治工作技术性强。牙病虽不要命,但却很伤神,得了牙病后,疼痛难挨,不仅影响口腔咀嚼功能,而且影响形象外观,常给患者带来身体功能和精神的双重损害。此外,口腔疾病花费专业治疗时间长,费用昂贵。在英国所有的治疗疾病当中,口腔疾病的花费排第三位。

全国第三次口腔健康流行病学调查显示,2004年我国龋病发生率中年组为64.2%,老年组为71.8%;牙周病发病率中年组为40.9%,老年组为52.2%,均排在我国慢性非传染性疾病的前列。近年来,儿童、青少年龋病发病率开始降低,但老年人龋病发病率则高达98.4%。其中70%~90%的患龋人群都没有采取有效治疗。据世界卫生组织统计,世界上有80%的人患有程度不同的龋病。

现在,最常见的口腔疾病是龋病、牙周病、牙颌畸形和牙齿缺失，这些口腔疾病多是可以通过口腔保健措施来预防的。

"人人享有口腔卫生保健"的立足点在于预防。单靠治疗口腔疾病不仅效力不足，也超出大多数国家的经济实力。预防应放在首位，治疗次之。世界卫生组织制订了口腔卫生三级治疗计划，强调运用适宜的技术即第一级为简单和便宜的材料、第二级为简单的门诊治疗措施并由非专业人员或辅助人员进行治疗、第三级为转入专科口腔医院进行较为复杂的治疗。

口腔健康标准是什么

2001年3月，加拿大牙科学会对"口腔健康"提出了一个比较完整的定义："口腔健康是指口腔及相关的组织结构的一种状态，在这种状态下，人们不但能够正常的进食和语言，还不会因疼痛、不适或尴尬而妨碍社交活动，从而使人的机体、精神和社会交往处于良好的状况，并使生命充满乐趣。"

这一定义是说口腔健康就是整个口腔包括牙列在内的各组织器官保持良好状态，不仅满足功能活动，而且还应满足美观和精神需求。有功能的自然牙齿的保留显然是维持这种状态的基础，高质量的义齿或其他修复体是维护这种状态的补充，同时还要保持良好的口腔卫生状态。

20世纪80年代，日本口腔医生提出了口腔健康的"8020"目标，即人们在80岁时仍拥有20颗健康的、自己的牙齿这一目标。后为世界卫生组织认可并推荐作为全世界口腔健康的目标，也成为公认的口腔健康判断标准。

必须重视口腔健康

口腔是整个机体的重要组成部分，口腔功能也是整个人体生命活动的重要组成部分。完整的口腔功能包括摄食（咀嚼、品味、吞咽、消化）、交流（说、唱、接吻等）、呼吸以及表情等多项功能。

口腔各组织器官的健康状态不仅与口腔颌面部系统的功能活动密切相关，而且也与全身的健康状态密切相关，此外口腔健康还直接影响人的容貌形象、精神状态，从一个侧面反映了人们的文化素养、文明程度，也是个人修养的表现。一个国家国民的口腔健康水平不仅代表一个国家的经济发展状态，也在一定程度上代表了这个国家的社会发展水平和国民健康水平，是国家形象的代表。因此，在今天的中国，人人都应重视口腔健康，人人都应享有口腔健康。

口腔疾病与心血管疾病

口腔疾病对心血管系统的影响主要表现为以牙周病为代表的慢性感染性疾病与动脉粥样硬化、冠心病、心肌梗死等。

美国学者发现，除高胆固醇、不运动和吸烟等因素外，口腔里的链球菌等牙周病原菌也可以导致动脉粥样硬化和心脏病发作。在患有冠状动脉粥样硬化的患者血液里发现了口腔链球菌和牙周病原体。模拟实验证明，链球菌和牙周病原菌经过伤口进入血管后，会促使产生作用类似于血小板的一种胶状蛋白质，它能促使血液凝固。这种胶状蛋白质依附在血管壁上，日积月累就会形成冠状动脉粥样硬化，严重时堵塞血管，造成缺血和供养不足，形成冠心病。

心脏医生还发现了牙周病与心肌梗死间的相关关系，这是因为牙周炎和牙周脓肿的局部有大量的革兰氏阴性杆菌和一些链球菌，这些细菌可以产生内毒素并可侵入血液，当血液中的细菌和内毒素达到一定水平时，便会作用于附着在血管壁上的粥样硬化斑块，并促使其从血管壁上剥脱，剥脱的斑块即可成为栓子堵塞冠状动脉，进而造成急性心肌梗死。

口腔疾病与神经系统疾病

美国一项历时12年以4万名中老年男性为对象的跟踪调查研究分析了脑梗死的易发性和牙齿数量等的关系。研究表明，牙齿数量不足25颗的人群与牙齿数量超过25颗的人群相比更易患脑梗死，前者比例为后者的1.5倍；牙齿不足25颗的人群在12年时间里与牙齿在25颗以上的人群相比更易患脑梗死，前者的比例是后者的1.57倍。患有牙周病的人群中有很多人患有脑梗死，而此次的数据分析则似乎表明牙齿数量与脑梗死有很大的关系。

另一项美国临床随访研究表明，全口无牙患者患阿尔茨海默病（老年痴呆）的比率显著高于同年龄段的有牙患者。这可能是因为有牙者因牙列的存在，保留了牙齿的本体感受器和精细感受器对大脑神经系统的持续刺激，从而减缓了老年痴呆的发生。

口腔疾病与吸入性肺炎

口腔疾病对呼吸系统的影响,特别是在老年人群中,临床以吸入性肺炎多见。吸入性肺炎是由细菌引起的常见呼吸道疾病,有关资料统计本病诱因 80% 是吸入口腔中含有细菌的唾液等分泌物,这些细菌通常来自龋齿,其次来自牙周脓肿、牙周炎、牙龈炎,小部分来自扁桃体炎及鼻旁窦炎等。当人熟睡时,吞咽和咳嗽反射相对减弱,口腔内含有的细菌分泌物被吸入肺里,阻塞较细的支气管,同时细菌在此基础上生长繁殖,当人体的抵抗力或呼吸道防御功能受损害时,就会导致肺部炎症甚至肺组织坏死。

日本东京都老年人医疗中心的一研究小组不久前对死于老年肺炎的患者肺部情况做了专门检查。结果表明,大多数老年人患肺炎与口腔内的细菌进入气管有关,引起肺炎的病菌与口腔内的细菌谱基本相同。该研究小组人员还注意到,因肺部炎症死亡者大都患有心脏病、癌症,特别是采用气管插管的患者其口腔细菌会沿气管插管进入呼吸道路引发肺部感染。糖尿病、老年痴呆症或长期卧床的体质虚弱的老人因机体免疫力不同程度地下降,身体各器官的协调出现异常,口腔内的细菌极易引起呼吸系统的严重感染。而卧床的老人,无论是住在医院或家中,护理者大都忙于照顾其日常饮食、排泄及体表卫生,很少顾及口腔卫生,这使口腔往往成为多种病菌的密集场所和滋生地。因此,对上述患者要特别重视口腔卫生维护。

口腔疾病与胃肠道疾病

口腔疾病与胃肠道疾病关系十分密切。因缺牙导致的咀嚼功能下降会导致大块食物进入胃肠道，使胃肠道负担加重，进而引起胃炎等多种疾病，故缺牙患者特别是无牙患者常伴有消化功能不良、胃炎等疾病。而在缺牙修复之后，胃病大多有好转。

胃溃疡由幽门螺杆菌引起，而幽门螺杆菌则主要来自口腔，特别是来自牙周炎的牙周袋内。药物很容易清除肠胃中的幽门螺杆菌，而牙周袋内的幽门螺杆菌则难以清除。1989年Shames证实了胃和牙菌斑的幽门螺杆菌为同一菌株，牙菌斑上的幽门螺杆菌可经吞咽引起幽门螺杆菌在胃中的再感染。这就表明，胃溃疡与牙周病间有着密切的相关关系，在治疗胃溃疡的同时，必须重视牙周病的治疗和口腔卫生，才能断其病源、防止复发。

口腔疾病与妊娠期异常

牙周病对孕妇及胎儿健康也有不良影响。观察发现，罹患牙周炎的孕妇的羊水中可培养出牙周炎的致病菌。此外，美国也发现有牙周炎的女性会生下体重过轻的婴儿，其不良影响并不亚于抽烟的危害，甚至有发生流产或死胎之情况。专家建议，孕妇有牙龈出血、牙龈红肿等牙周症状应及早治疗，避免恶化影响全身健康或危及胎儿。有无故流产史的孕妇最好查一查口腔健康，有些流产的原因可能是由于牙周细菌随血液侵入胎盘从而导致早期流产。

有资料表明，母亲牙周炎致病菌可感染胎儿，使胎儿罹患先天性心脏病，还可能影响胎儿大脑发育。牙周炎比较严重的人更容易罹患心脏病和中风，尤其是孕妇罹患这些疾病还可能增加难产的概率。由此可见，注意口腔护理、坚持早晚刷牙、定期做口腔检查、消除口腔疾病不仅有利于优生优育，也对孕妇自身健康有益。

牙周病与糖尿病

许多研究表明，牙周炎与糖尿病之间有着密切的相关关系，其表现为糖尿病患者群中牙周炎患者比例显著高于非糖尿病患者群，牙周炎严重程度越重，其糖尿病程度越重。

牙周炎主要由口腔中的有害牙周致病菌增殖所致。一方面，细菌可以分泌内毒素进入血液，妨碍胰岛素发挥控制血糖的作用。重度牙周炎是糖尿病患者血糖增高的危险因素之一。伴有重度牙周炎的胰岛素依赖型糖尿病患者的血糖控制明显难于无牙周炎的患者；相反，如果牙周感染得以有效控制，患者对胰岛素的反应就能恢复正常，其控制血糖所需的胰岛素随之减少，这也间接说明牙周炎对糖代谢的影响作用。另一方面，糖尿病又可降低人体免疫力，促进和加重感染，使牙周炎进一步加剧，进而产生更多的内毒素加剧糖尿病，这种恶性循环使得牙周病和糖尿病均相辅相成、不断加重。

牙周病对糖尿病的影响仍需进一步研究。这两种疾病间的密切关系应该使我们认识到一个完整的糖尿病治疗应包括牙周炎的治疗。反之亦然。

正确的刷牙方法

刷牙是保持口腔卫生的重要方法,每天刷牙是良好的卫生习惯,掌握正确的刷牙方法可有效去除菌斑和软垢,并借助于牙刷的按摩作用增进牙龈组织的血液循环和上皮组织的角化程度,有助于增强牙周组织对局部刺激的防御能力,维护牙龈健康。

一般人都认为刷牙很简单,其实不然。在我们生活中,会发现很多人刷牙方法不正确,有些人使用横刷法,不但不能很好地清洁牙齿,也不能起到按摩牙龈的作用,反而会使牙龈和牙齿发生损伤。牙龈受损的结果是萎缩,使牙根暴露牙颈部。

常用的正确刷牙方法为改良"Bass"刷牙法,将牙刷放在近牙龈缘处,毛束的尖端向着牙龈,与牙齿的长轴成45°角。轻轻把刷毛压向牙龈边缘,使之略进入牙龈沟内,做短距离水平颤动,然后拂刷。

每天仔细刷牙2次,重点是刷干净牙龈边缘附近的牙面以及每个牙齿相邻的间隙。每次刷牙时间至少为2分钟,这样才有足够的时间把牙齿的各个部位都刷到。

不少人刷牙时只顾前牙和牙齿的外侧面,而不刷内侧面(靠近舌的一面),致使在牙齿的内侧面堆积大量牙菌斑,牙龈发炎明显。应该把全口各个牙齿的各个面都刷干净。另外,不少人刷牙时用力很大,动作幅度很大,但效果却不一定好,菌斑仍然留在牙面。这是因为他们忽略了上述重点部位——牙龈边缘处和两牙相邻处的牙面,其实只要将牙龈边缘附近和两牙相邻处的牙面刷干净就达到目的了。

日常生活中，我们应做到饭后漱口，每天至少刷牙2次，尤其晚上睡前刷牙很重要。掌握正确的刷牙方法能更好地保护牙齿和牙周组织。

如何选用牙膏

牙膏是刷牙的辅助清洁剂，牙膏在刷牙过程中可以帮助除垢抑菌、清除口臭，增强刷牙效果，使口腔清爽、舒适。牙膏的主要成分是碳酸钙和少量芳香剂等。碳酸钙粉是一种摩擦剂，有摩擦去污的作用，能除去牙面上黏性沉积物。另外，牙膏中含有一些芳香类物质如薄荷、香精等，刷牙后感到爽口舒适，还能帮助有口臭的人清除口腔内的异味。牙膏因含有表面活性剂略带碱性，它能中和一些酸，并有轻微的抑菌作用，起到防龋的辅助功效。

牙膏种类很多，应如何选择牙膏呢？多年研究证实，比较成熟的药物牙膏首推含氟化物的牙膏。刷牙后，氟被摄入到釉质表面，浓度最高处在釉质外层2~5微米。氟能增强牙齿结构，降低牙齿溶解性，增强其抗酸能力，同时还能对一些致龋菌产生直接抑制作用，效果肯定。实际上，除部分高氟地区外，我国大部分低氟地区应该推广含氟牙膏。

患有牙龈炎及牙龈出血的人应首先到口腔科进行牙周治疗，同时可以选择含有中草药和注明防治牙龈炎的牙膏。由于牙齿长期磨损、牙釉质变薄，遇冷热酸甜时会产生疼痛，医学上称"牙本质过敏"，这种情况可选用脱敏牙膏（因牙膏中含有特殊锶离子渗入牙齿起到治疗作用)。此外,不要总是使用一个牌子的牙膏,应该是药物牙膏与不含药物的牙膏交替使用,因为长期使用一种牙膏不利于预防口腔疾病。上述药物牙膏在实用中有一定效果,但不能取代牙病治疗,更不能迷信其效果而延误了牙病治疗。

至今尚无可以全面防治口腔疾病的特效牙膏。应根据个人不同爱好、价格、香型及某些特殊需要来选择牙膏。对于儿童,可使用儿童专用含氟牙膏,5岁以下的儿童应使用可吞咽的食品级牙膏。

鉴别牙膏的质量好坏一般应掌握以下几点:①挤出来的牙膏稀稠适度。如果挤时费力或非常稀薄、不能成圆条状,就说明牙膏太稠或已经变质。②膏体应该非常洁白(叶绿素牙膏呈淡绿色)。如果膏体呈现灰黑色,可能是铅质软管内壁的锡层不匀或太薄,挤压时膏体接触了铅层,此时牙膏不宜使用。③挤出少许牙膏涂在玻璃上,用手指摊开看是否有过硬的颗粒。过硬的颗粒在刷牙时会擦伤牙釉质,影响牙齿健康。④挤一些牙膏在毛边纸上,用手指均匀摊开,然后从纸的背面观察有没有渗水现象,质量好的牙膏渗水很少。

 ## 如何选用牙刷

刷牙的主要工具是牙刷,在刷牙的三大要素——牙刷、牙膏和刷牙方法中,牙刷是基础。牙刷的形状和质量的好坏直接影响刷牙的效果。

选用合适的牙刷非常重要,一把合适的牙刷应当合乎卫生要求,有益于保护牙齿。好的牙刷应具备以下条件:牙刷柄要长而直,柄的中段稍向上弯曲并具有一定弹性;便于把握和使用;牙刷头宜短、窄,一般长不超过35毫米,毛束以2~4排为宜,在口腔里转动灵活;牙刷毛应具有一定的弹性和硬度,刷毛过软不易清除污垢,刷毛过硬对牙齿和牙龈有损伤作用。少年儿童、老年人或牙周病患者宜选择毛稍软的牙刷,因为软毛牙刷对牙龈不会造成损伤,也不会磨损牙齿硬组织。吸烟或容易沉积牙石者可选用刷毛中等硬度的牙刷。

牙刷的型式也在不断发展和改良。近年来,国内外研制了一些新型牙刷,更具有保健意义。如法国的泡沫牙刷自带牙膏,会喷出细小的水流来冲洗按摩牙龈;电动牙刷按摩作用较强;负离子牙刷有较强的洁齿作用等,不一而足。但目前从多数中国人的生活水平来看,买一把保健牙刷就可以了,因为刷牙质量的好坏由牙刷、牙膏和刷牙方法三要素决定,不是由牙刷一个因素决定的。

口腔健康的自我检查法

口腔疾病的发病率极高,一辈子不生口腔病的人并不多,尤其是老年人的口腔疾病更为普遍。许多口腔病患者到医院就诊时都会抱怨口腔病来得太突然,让人防不胜防。其实口腔病不是一天两天就形成的,如果每个人能熟悉自己的口腔情况、判断自己是否有口腔健康问题、一旦发现有异常改变就可及时去医院诊治,就可避免不必要的痛苦。在光线好的情况下,直接对着普通镜子,口腔多数部位是可以自我观察的,以下就是早期发现口腔病变的一些方法。

(1)用大拇指和指食拉起唇部并轻轻压迫皮下组织,所接触的组织应柔软、没有任何疼痛以及不适的感觉。通常先检查上唇,然后再检查下唇。如发现唇部有硬结、压痛、溃疡、皲裂等,应及时去医院诊治。

(2)用手指提起唇部,仔细观察牙龈(牙床)组织,它应该呈湿润、粉红色、不充血。如有活动义齿,应先取下并查看牙托覆盖部分的牙龈,如有局部黏膜溃烂、触之出血、红肿,手指压迫时有疼痛或有脓性分泌物等,则都属于不正常表现。这时还要查看牙齿,如果牙齿松动、牙根暴露过敏、牙齿发暗变黑或龋坏成洞、下前牙舌侧有牙结石堆积以及牙齿间食物嵌塞造成牙床发红牙龈退缩者,均应到医院检查治疗。如有形成溃疡者,亦应及时进行义齿修正或重新更换义齿。

(3)伸出舌头,舌背表面正常者应是粉红色、不充血、无明显白色舌苔,并布满点状而湿润的突起。然后将舌尖伸向一侧颊部,用舌头推压颊部黏膜,此时可观察舌的边缘和颊部黏膜有无疼痛感、溃烂和颜色异常等,先查右侧,后查左侧。再将舌头上卷看舌底部,中央有一舌系带,系带两侧有淡蓝色静脉和突起的唾液腺开口,此处可有清亮唾液溢出;如发现舌背部沟裂或萎缩光滑,或者明显色素染色,或有舌痛、口干等症状者,应去医院检查。颊部黏膜有灰白色斑块、充血水肿、糜烂溃疡等,压迫唾液腺开口处有脓性分泌物等,亦应及时去口腔科诊治。

(4)查看口腔顶部,通常健康情况下呈粉红色湿润黏膜,有出血、溃烂、组织增生突起或有脓性分泌物等,均应去医院检查处理。

（5）用双手食指摸两侧耳屏前，轻轻压迫并作张口闭口动作，这时可摸及一骨状小突，此部位是下颌关节。正常情况下此处无响声、不疼痛，在张口时下颌骨不偏向一侧，张口程度应呈两手指宽度以上。如果发现局部弹响、疼痛、张口困难或者张口时颌骨偏移或有"S"状运动等症状，应去口腔科检查下颌关节功能。

嚼口香糖对口腔健康有好处吗

嚼口香糖对口腔健康是有好处的，口香糖的基质黏性很强，能除去牙齿表面及口腔内部的食物残渣，减缓牙菌斑的累积，降低牙龈炎发病风险，有益口腔健康。同时，可以通过摩擦牙齿表面以减少色素沉着，增白牙齿；咀嚼运动的机械刺激又能增加唾液分泌，冲洗口腔表面，有一定的清洁作用，并且有助于中和口腔酸性环境、预防龋齿、促进早期龋齿再矿化。此外，咀嚼口香糖促进了面部血液循环与肌肉的锻炼，对颌面发育有促进作用；而且咀嚼口香糖时，唾液分泌增多，可促进消化功能。经常的咀嚼运动也有益于牙周健康，甚至有助于美容。

目前，口香糖广泛应用的是糖的代用品——木糖醇或甜叶菊，既可满足人们享受甜味的乐趣，又可减少糖的摄入，达到少患龋病的目的。

舌苔需要刮吗

众所周知，舌头上含有丰富的神经和血管，舌背表面有味觉细胞组成的味蕾，帮助我们辨别酸、甜、苦、辣、咸的味道。舌苔是舌乳头代谢过程中脱落的角化上皮，混杂着一些食物残渣、唾液等。舌苔会随着人的说话、吞咽等不断地脱落更新。刷牙后，可用软毛轻刷舌苔，也可以用盐水、漱口液漱口，或使用舌刮器刮洗舌面，达到清洁口腔的目的。

舌刮器是一种用来清洁舌苔、状如勺子样的用来治疗口臭的器具，一般用塑料或橡胶制成，也有用银或铝制作的。舌刮器可以清除舌苔、有效减少舌面微生物（致臭菌）、显著缓解口臭的程度，被认为是治疗口臭必不可少的一种器具。

随着医学家对口臭原因的研究，口腔医生普遍认为口臭跟舌苔表层的微生物密切相关。治疗口臭的研究发现，使用舌刮器清洁舌苔的效果与使用漱口液的效果相同。在口腔医生们的大力推动下，舌刮器开始成为日常清洁用品并在口臭人士中流行起来。在欧美国家，舌刮器是一件与牙刷差不多的日常口腔护理用品。

用舌刮器来清理舌头很舒服，比用牙刷清洁舌面舒服，对人体没有副作用。从经济效益来讲，舌刮器价格便宜，可以重复多次使用。

尽管舌刮器能明显减少口腔致臭性微生物的数量，但是单一运用舌刮器并不能彻底治愈各种口源性口臭，务必配合其他方法同时治疗，方能最终解决口臭问题。

此外，生理或病理的原因均可导致舌苔增厚。出现舌苔增厚的现象时，可到口腔医院的黏膜病科检查、对症治疗。

要重视口腔定期检查

口腔疾病大多是慢性疾病，早期治疗简易，效果好，一旦出现症状，如疼痛或肿胀等，往往病情已经严重，有碍身体健康。大多数人早期往往没有任何自觉病状，不知道自己已患有口腔疾病，因此要重视定期进行口腔保健检查，以便及时发现和早期治疗牙齿疾病，防止病情发展。

乳牙和年轻的恒牙是儿童时期的主要咀嚼器官，牙齿有病，就会影响吃饭、影响食物消化和营养吸收，与儿童身体的健康关系很大。乳牙由于钙化程度低，年轻恒牙尚未发育成熟，很容易发生牙病，尤其是龋病，一旦患龋，进展很快，如不及时治疗还会发生严重的并发症。因此，应带儿童定期进行口腔保健检查，以便及时发现和治疗。

儿童时期的牙列和新萌出来的牙齿有其独特的特点，如牙齿颌面、颊舌发育沟常留有先天性缺陷、裂隙、沟窝，随着小儿的成长，牙齿之间常有生理性间隙，它们往往是儿童龋病的好发部位。

那么，多长时间进行一次口腔健康检查合适呢？这应根据需要和客观条件决定。儿童和老年人龋患率高、龋病发展快，可半年检查一次。一般成人可结合洁牙，每年检查一次；如病牙多、患龋倾向明显或病变进展较快，间隔时间应缩短，可3~4个月进行一次。一旦发现问题，应及时进行处理，有些牙齿经过治疗后，还应根据医生的要求按时预约检查。

在国外,人们都有定时看口腔医生的习惯,就像正常的定期体检一样。定期的口腔检查能够让我们发现平时没有发现的口腔健康问题,有助于尽早治疗、避免造成严重的后果。

哪些人易患牙病

(1)**身体素质较差的儿童**。一般来说,3岁以下易生病的孩子其身体素质较差,往往容易发生龋病。对这些儿童,可以采用氟离子透入法、防龋涂料等措施预防龋病。

(2)**处于青春期的女孩子**。此部分人群由于体内性腺功能紊乱,可出现月经周期不稳定,特别容易发生青春期牙周病。

(3)**孕妇**。孕妇是最容易发生牙病的人群之一。多数孕妇在怀孕期间并发程度不同的牙周病,少数孕妇可发生牙龈血管瘤。孕妇刷牙时特别容易牙龈出血,也容易发生牙周脓肿和龋病。实际上,妇女只要在怀孕前进行一次牙齿洁治、怀孕期间特别注意口腔卫生,那么孕期内牙病的发生就会大幅减少。

(4)**更年期妇女**。50岁左右的妇女由于体内雌性激素减少,易引起牙周组织退缩,增加食物嵌塞的机会,进而引发多种口腔病。

(5)**糖尿病患者**。一般来说,有5年以上病史的糖尿病患者基本都患有牙周炎,且病情发展较快。糖尿病患者要高度重视口腔卫生,在积极治疗糖尿病的同时每3个月至半年应进行一次牙周治疗,这样可避免牙痛之苦,而且可明显延长牙齿的使用时间,减少牙齿发生松动脱落的概率。

（6）**胃病患者**。多因胃酸反流口腔造成牙齿损伤。胃病患者要保证早晚各刷牙一次，反胃时要即刻漱口，以免胃酸在口内滞留，发现牙齿缺损及时修补。

（7）**血液病患者**。各种类型的贫血、血小板减少、白血病等血液病患者易并发牙周炎和牙龈出血，也容易发生口腔黏膜感染。许多血液病患者由于口腔并发症而使血液病加重，甚至导致死亡。因此，病情较重的患者每天要用药液漱口，防止感染和牙龈出血。

 ## 怎样选择就诊科室

口腔医院属于专科医院，其治疗范围通常是牙齿疾病和颌面部疾病，简称"一口牙一张脸"。一般的口腔医院都设有如下科室：

牙体牙髓病科——主要治疗牙齿疾病，如龋病、牙髓炎、牙根尖周炎等，简称补牙。

牙周病科——主治牙周组织疾病，如牙龈炎、牙周炎，俗称"看牙床病"。

口腔黏膜病科——主治口腔各部黏膜疾病，如溃疡、白斑、疱疹等。

口腔颌面外科——主治口腔颌面部外伤肿瘤、畸形、牙槽疾病等，还包括拔牙。

口腔修复科——主治各种缺牙修复以及颌面缺损修复，俗称"镶牙"。

种植牙科——专门采用种植牙方法修复各类缺牙，俗称

"种牙"。

口腔正畸科——主治牙颌畸形，如反合、开唇露齿、牙列不齐等，俗称"矫牙"。

儿童牙科——对12岁以下儿童进行牙病治疗。

口腔预防保健科——主要进行口腔疾病预防和口腔卫生维护指导。

看口腔病时应做哪些准备

当您去医院诊治口腔病时，请做好以下几方面的准备工作：

（1）**保持口腔清洁**。要刷牙漱口，便于医生检查，治疗效果也好。

（2）**做好精神和体力准备**。不论牙痛如何严重，看口腔病前都应该吃好东西。因为牙痛常常影响休息，加上精神紧张，可能在治疗中或打麻药、拔牙时因紧张而晕厥，增加痛苦，影响诊治，并给医生带来麻烦。必要时可在看口腔病前一天晚上口服镇静剂，以减少紧张情绪。

（3）**讲明病史**。首先把自己最明显、最痛苦的主观感觉及看口腔病的主要原因和患病时间告诉医生。然后向医生介绍从发病到就诊时的全部过程，包括发病的时间、诱因、主要症状的部位、初发或复发、逐渐加重或逐渐减轻、曾经做过哪些治疗和检查、检查结果及治疗效果如何、是否伴有发热发冷等症状。如果对某种药物或麻醉剂过敏，或患有心脏病、肾炎、糖尿病等疾病及月经来潮时间、妊娠情况等皆应主动向医生说明，以免发生意外。

如果是第二次看口腔病，请带上病历、化验单、X光片等，这样有利于医生掌握病情。

（4）遵守时间、准时复诊。由于口腔病治疗技术复杂，医生诊治一名患者平均需要20~30分钟，因此应耐心等待排队。另外要遵守医嘱，按时复诊。

拍牙片对身体有危害吗

牙片的X光放射剂量很小，只有拍胸片剂量的1/50，在戴铅围裙防护后的局部投射对人体几乎没有什么危害。患者作为接受治疗的一方，可以向医生表达对辐射剂量的担心，了解如何减少辐射剂量的方法，同时与医务人员互相配合，以提高诊断和治疗效果。

孕妇一般情况下应避免在孕期拍摄X光片，如果孕妇确有必要拍牙科X光片，一定确保下列条件：X线的投照量尽量小；X线的光束要窄；避免直接投照在孕妇腹部，可戴用铅围裙遮盖非照射部位。

牙痛有哪些常见原因及对策

牙痛的原因是多种多样的。一般来说，牙痛来源于两个方面：一是由牙齿本身的疾病引起，二是由牙齿周围组织的疾病引起。

牙齿本身的疾病最常见的是龋病。由于龋洞向深层发展可引起牙髓充血、髓腔内压力增大，使牙髓神经的敏感性增加，此时遇冷、热、酸、甜或食物进入龋洞等刺激就会出现短暂牙痛。如进一步发展为急性牙髓炎，痛的性质则变为自发性而且较剧烈；如炎症继续发展为急性根尖周炎，疼痛除了持续性存在外，患牙将浮起，连咬牙也感到很痛。遇到上述情况怎么办？龋病引起的疼痛一般在刺激因素消失后，疼痛即可缓解；而牙髓炎、尖周炎引起的疼痛不能自行缓解，必须去看牙医。早期龋病（即浅龋、中龋），一次补牙便可治愈；中晚期龋病（即深龋）通常治疗较复杂。如果龋坏没有及时治疗，发展成为牙髓病、尖周病仍未干预，患牙成为残根者，则多要拔除。故凡牙痛者，要及时到口腔医院治疗。

牙齿本身的疾病除龋病外，平时可因进食时咬到砂子致使牙冠崩去一块或产生裂痕，或因跌伤或撞伤而使牙冠崩缺，统称为冠折。此外，常咬硬物而致牙面磨耗酸痛现象叫牙本质过敏症。亦有因长期使用不适当的横刷牙法而在牙颈部出现深沟，叫楔状缺损。这些不同病因都会引起牙痛，均应及时到口腔医院治疗，以免引发更严重的疾病。

常见的牙周围组织疾病有牙周炎与冠周炎两种。顾名思义，牙周炎即牙周组织发炎，牙周组织包括牙龈、牙周膜和牙槽骨，急性牙周炎时，牙龈红肿化脓，很痛；慢性牙周炎，轻的牙龈缘发红、容易出血，重的引起牙周膜破坏和牙槽骨吸收，出现牙齿松动，也有表现牙龈溢脓口臭者。病情进一步发展可致牙齿松动，严重者要拔除，故有牙龈出血等症状时，应尽快到口腔医院治疗。

冠周炎即牙冠周围组织发炎，由智齿阻生引起，青年人群多见。

凡由智齿引起局部肿痛、张口受限者，要及时到口腔医院治疗。冠周炎治愈后，还要按情况决定切除冠周组织或拔除阻生智齿。

 口腔医学的起源

口腔疾病是人类最广泛流行的一种慢性病，是危害人类口腔健康最常见的疾病。龋病和牙周病大约出现在距今25万年前，与人类的进化成长相行相伴。古人类和医学史工作者研究发现，人类治疗口腔疾病的历史可追溯到新石器时代（公元前2000年），在腓尼基人的墓葬中即有兽骨修复的缺牙。在我国殷墟甲骨文中（公元前1324—1269年）已记载有人类龋病名称。公元前230年左右，我国已有了用雄黄杀死牙髓的记录，唐代即有"银膏"补牙的技术。公元前700年，意大利伊特鲁里亚人已经用黄金来做假牙的桥托，用骨头或象牙雕成假牙，发明了装配用金箍固定假牙的方法。公元618—907年，我国唐朝发明使用了以骨为柄缠有猪毛的牙刷，到现代则发明了植毛牙刷，进而传到了全世界。1844年，美国维尔斯（Horace Wells）用笑气（一氧化二氮）麻醉拔牙。1846年，莫尔顿（Morton）用乙醚麻醉拔牙。从那时起，笑气和乙醚不仅用于牙科手术，也广泛推广到外科手术中。

现代口腔医学和牙科学是应用生物学、医学、理工学及其他自然科学的理论和技术，以研究和防治口腔及颌面部疾病为主要内容的科学。口腔治疗设备不断升级换代的发展从表面上看是牙科医学不断追逐时尚的结果，但从本质上说却是社会经济与技术不断进步、不断进化的结果。

我国口腔医学发展

我国口腔医学是近代建立起的一门新兴科学。新中国成立前只有少数牙科医生，据1948年的统计，当时全国仅有4所口腔专业院校和1300名左右的牙科医师。现在，全国已有150余所口腔医学院或口腔医学系、2000余所口腔医院、60000余所牙科诊所，各大城市均有口腔医院或牙病防治所，大多数县以上的综合医院均设置了口腔科，约有口腔医务工作者40万人，其中口腔医师约27万人。我国口腔医学取得了快速进步，不少领域达到了国际先进水平，部分项目达到了国际领先水平，尤其是我国的口腔颌面外科、颌面缺损修复、数字化口腔诊疗、种植牙机器人等方面的医疗科研已走到了国际领先水平。

 ## "全国爱牙日"是如何创立的

我国牙病防治工作起步晚、底子薄，随着人民生活水平的提高，口腔卫生保健已成为广大人民的迫切要求。1989年，卫生部、全国爱卫会、国家教委、文化部、广播电影电视部、全国总工会、共青团中央、全国妇联和全国老龄委九部委联合发出通知，确定每年9月20日为"全国爱牙日"。其宗旨是通过爱牙日活动，广泛动员社会力量，在群众中进行牙病防治知识的普及教育，增强口腔健康观念和自我口腔保健意识，养成正确的口腔保健行为，从而提高全民族的口腔健康水平。

国际口腔医学博物馆

国际口腔医学博物馆坐落于西安空军军医大学口腔医院（西安市新城区长乐西路145号）内，始建于2007年，2019年迁入新馆，并全年向公众免费开放。这座面积2000多平方米的现代化博物馆有来自33个国家和地区的一万余件展品，分门别类、有序排放在两大展馆的18个主题展区。该博物馆馆藏文物时间跨度长、分布地域广、涵盖纲目全，具有很强的学术价值、历史价值和观赏价值，是社会大众的学习资源和直观课堂。

国际口腔医学博物馆在建设中秉持"为世界建馆、为中华立碑、为口腔书史、为民众启智"的宗旨，以文物为基础、以历史为脉络、以文化为核心、以科技为支撑，实现了历史传承、文物收藏、科普教育、史料研究等功能。从一亿两千万年前的远古动物牙颌化石到当今世界最新的口腔医学成果，"世界种植牙之父"布伦马克、美国口腔医学专家巴布什等数十位国际大家都向这里捐赠了大量藏品。该博物馆注重应用先进的科技手段进行口腔疾病发生机理演示，开展"神奇的牙齿"等14个专题讲座，通过展现口腔系统对人类健康的影响，介绍世界、中国口腔医学史的发展和医学界名人的重要贡献，引导观众树立"健康人生、从齿开始"的意识。同时，博物馆还为儿童开展生动有趣的口腔健康互动教育，通过"我是小牙医"、口腔科普娃娃"淘气"、刷牙示教区等项目，让孩子们在快乐玩耍中了解和掌握口腔保健知识。

第二章

牙体上的疾病

第二章　牙体上的疾病

牙体病就是牙齿的疾病和牙根尖周围组织病。牙体病种类很多，龋病最为常见。龋病是一种由口腔中多种因素复合作用所导致的牙齿硬组织进行性病损。世界卫生组织已将其列在肿瘤和心血管疾病之后，作为人类第三大慢性非传染性疾病进行防治。

牙齿的组织

牙齿是人体中最坚硬的器官，由硬组织的外壳和内含的牙髓即血管神经组织组成。牙齿组织由牙釉质、牙本质、牙骨质和牙髓四部分组成。

（1）**牙釉质**：是包绕牙冠最外层的硬组织，它是身体中最硬的组织，其硬度相当于石英。由于它的硬度最大，所以能够耐受咀嚼的磨损。完全成熟的牙釉质仅含有机物4%，而含无机物达96%。无机物的主要成分是磷酸钙，约占90%。

（2）**牙本质**：是构成牙齿的主体，位于牙釉质的内层，也构成牙髓腔及根管的侧壁，颜色淡黄，硬度比牙釉质低。牙本质含有机物和水为30%、无机物为70%，有无数的牙本质小管，小管内有神经纤维，所以在牙本质暴露以后能够感受外界的刺激。在牙本质深层的牙髓腔内有造牙本质细胞，它能根据牙齿外伤或患龋情况产生修复性牙质，以保护牙髓。

（3）**牙骨质**：包绕牙根的外层，较薄，其硬度和骨组织相似，牙骨质含无机物为45%~50%，有一定的修复与补偿功能。

（4）**牙髓**：位于髓腔及根管内，主要由结缔组织、神经与血管构成。牙髓处在狭小的硬组织腔中,当有炎症时,牙髓组织无任何缓冲空间,只会压迫牙髓中的神经,进而引起剧烈疼痛。牙髓维护牙的营养和代谢,钙、磷、碘等元素可经牙髓进入牙本质,萌出后的牙齿可继续生成牙本质,牙髓还有一定的防御功能。

牙齿的功能

牙齿最重要的功能是咀嚼,可以完成切割、撕裂、压碎、研磨等多个功能活动。我们每天的食物是多种多样的,食物块也有大有小。对于大块的脆性食物,可用中切牙和侧切牙切割成小块,再经过双尖牙捣碎、磨牙研细后咽下。对于纤维性食物如瘦肉、甘蔗等,就要靠两旁的犬齿(尖牙)进行撕裂,再经过捣碎与研磨。牙齿的这些活动,能够保证胃肠道的消化作用正常进行。

牙齿还可以保持容貌的丰满,当多数牙缺失后,面颊及唇部会因失去牙齿的支撑而塌陷皱褶。牙齿排列不齐也影响面容。牙齿还具有表情的功能,咬牙切齿就是一个例子。牙齿对于发音也起到非常重要的作用,门牙缺失特别是上门牙缺失会导致吐字不清。牙齿在咀嚼过程中,传送的咬合力也是颌骨生长发育不可缺少的刺激因素。

龋病是怎么回事

龋病也叫龋齿(民间称"虫牙""蛀牙"),是由口腔细菌等多因素引起的牙齿逐渐变软变坏的一种牙病。

龋病俗称"虫牙",真的有虫吗?没有,它是一种以细菌为主,多因素的复合作用导致的牙齿硬组织慢性破坏。4个因素同时起作用才能致龋,即致龋菌(变形链球菌等)、口腔环境(唾液的量和质与食物,一定的温度、湿度和酸碱度)、牙齿(牙齿形态、位置和结构)和足够的时间。

龋病是近代人类口腔的常见病,我国发病率约50%,总体流行趋势平稳,但近年来逐渐上升,某些地方个别资料报告高达90%甚至100%。世界卫生组织已将龋病、癌症和心血管病并列为人类需重点防治的三大非传染性疾病。

龋齿的危害

很多人患了龋病认为只要不疼就不就医,以为牙有洞不会造成什么影响,这种看法是非常错误的。龋病如不及时治疗,将会危害局部甚至全身的健康。

(1)局部危害:龋病可继续发展为牙髓炎、根尖周炎,引起剧烈疼痛,严重者还可造成间隙感染,给患者带来巨大痛苦;随着牙齿组织破坏,牙神经末梢会暴露引起冷、热刺激痛;牙体缺损使食物残渣、细菌等容易滞留,使相邻牙齿易发生龋齿;由于龋病导致牙体缺损,患者的咀嚼功能明显降低,进而由于患者不敢用疼痛牙齿咀嚼形成偏侧咀嚼习惯,久之造成面部发育不对称;龋齿导致的牙缺失会使咀嚼功能下降,直接影响消化系统功能。对于儿童,当乳牙龋病发展为根尖周炎后,炎症会影响继承恒牙胚,引起恒牙釉质发育不全甚至形成囊肿;乳牙根尖周炎还会使得感染根管的牙根吸收异常、残根滞留，使继承恒牙萌出过早或过迟，影响恒牙萌出顺序和位置；乳牙龋病导致的乳牙早失致使相邻牙齿向缺隙处移位，造成恒牙错颌；由于咀嚼功能下降，缺少对颌骨的生理性刺激，使颌骨的正常发育受到影响，形成颌面畸形。

（2）**全身危害**：由于龋齿造成咀嚼功能降低，一些粗纤维、富含营养的饮食摄入减少，形成偏食、食欲不振，必然引起机体营养不良、影响生长发育、降低机体的抵抗力；龋齿特别是引起根尖周感染后，往往成为感染病灶，病灶本身不出现或很少出现症状，但其所产生的细菌和毒素会影响心血管系统、消化系统、呼吸系统，造成功能障碍或组织脏器损害，给患者的全身健康带来危害。龋齿引起的牙缺失还会影响面部美观和发音，并对患者心理造成不良影响。

龋齿所产生的危害不可忽视，患了龋病应及时治疗，防止严重并发症的发生，维护正常的口腔功能，以进一步提高人们的健康。

如何判断龋病程度

临床上常根据龋病损坏程度分为浅龋、中龋、深龋三个阶段，各自临床特点如下。

（1）**浅龋**：亦称釉质龋，龋坏局限于釉质。检查时可见牙齿的窝沟附近呈弥散的墨浸状条纹和斑点或平滑面表现为脱矿所致的白垩色斑块，牙齿失去正常光泽，之后因着色而呈黄褐色。初期一般无明显龋洞，仅探诊时有粗糙感，后期可出现局限于釉质的浅洞，无自觉症状，探诊也无反应。

（2）**中龋**：龋坏已达牙本质浅层，临床检查有明显龋洞，牙齿质地变得松软，可有探痛，患者对外界刺激（如冷、热、甜、酸和食物嵌入等）可出现疼痛反应，当刺激源去除后疼痛立即消失，无自发性痛。

（3）**深龋**：龋坏已达牙本质深层，一般表现为大而深的龋洞或入口小而深层有较为广泛的破坏，对外界刺激反应较中龋为重，但刺激源去除后，仍可立即止痛，无自发性痛。当发展到对温度刺激极敏感时，牙洞就已经发展很大了，并可累及牙髓引起牙髓炎、阵发性疼痛或夜间痛、放散半侧头面部痛。如果不及时治疗，病变可进一步发展成牙齿根尖周炎，牙齿周围的牙龈就会肿胀、流脓，牙齿松动，此时自发剧痛减弱，主要表现为咬合痛、牙齿有"伸长"感。以后发展成口腔周围的软组织肿胀，伴随寒战、高烧、白细胞升高等。如果只采取暂时消炎止痛、不处理病牙，则会因长期流脓而形成慢性病灶，长期影响全身健康。

龋病如不治疗是不会自行愈合的，因此要注意预防、发现龋齿应及时治疗。

 怎样预防龋病

龋病是发生在牙齿上的多因素复合作用导致的疾病，必须采用综合方法才能有效预防：

（1）**保持口腔卫生，养成良好的刷牙习惯**。减少黏附在牙齿表面的细菌及牙菌斑，小孩从3岁开始教会正确的刷牙方法，早、晚各1次，饭后漱口，定期到医院洁牙。

（2）**控制食用糖的摄入量**。口腔细菌利用糖的发酵产酸腐蚀牙齿，所以提倡少吃零食，少吃糖果，特别是睡前漱口刷牙。

（3）**氟化物防龋**。氟可以增强牙齿和骨骼的结构，抑制细菌生长及产酸能力，目前应用较为普遍的方式是含氟牙膏、含氟漱口液等的应用，还有饮水加氟，但这需要有关部门严格周密地安排进行。

（4）**窝沟封闭剂**。在磨牙、双尖牙的窝沟处涂封闭剂，可以防止微生物和食物碎屑在窝沟的堆积，从而预防窝沟龋的发生。

（5）**定期进行口腔检查**。儿童半年一次，成人一年一次，及时发现早期的龋病，及早治疗。

 氟为什么能防龋

氟素是人体必需的一种微量元素，对人体牙齿发育和骨骼形成起着非常重要的作用。科学家们证明氟具有以下防龋功能：

（1）氟在牙齿发育过程中，与牙釉质结合所形成的釉柱结构有较强的抗酸蚀能力；

（2）由于氟存在于口腔环境中，减少了细菌对糖的代谢作用，从而减少酸的产生及菌斑的生长；

（3）由于牙釉质及菌斑中有氟化物的存在，通过氟再沉淀至牙釉质上可促进早期龋的修复，这一过程称为"再矿化"。

含氟牙膏内含的氟化物有氟化钠、氟化亚锡、单氟磷酸钠和氟化胺，常见的含氟牙膏有0.22%的氟化钠牙膏、0.4%的氟化亚锡牙膏和 0.76% 的单氟磷酸钠牙膏。应用含氟牙膏刷牙是个人自我口腔保健措施中预防龋齿最为有效和简便易行的方法。

提倡科学吃糖

糖是人体的六大营养素之一，是能量的来源，也是构成神经、骨骼、眼球角膜、玻璃体的重要成分，是人体各组织细胞不可缺少的原料，是脑神经系统热能的唯一来源。人体进行呼吸、血液循环、肢体运动及体温保持等都少不了糖，特别是对于儿童，糖更是不可少的营养素，它对促进儿童生长发育关系很大。

变形链球菌是龋病的主要致病菌。它主要以蔗糖为食物来源，通过消耗糖类，产生酸腐蚀牙齿，造成牙洞。有大量研究证实，食糖量与龋病发生率关系密切。要预防龋齿，最简单有效的方法就是减少吃糖，让变形链球菌没有食物来源。

但是，儿童大多喜欢甜食，禁止吃糖似乎也不可能，那么能做的就是科学吃糖。

首先是要限量吃糖。营养学家们推荐的每日摄入白糖总量为 30~40 克，即不要超过每日摄入总碳水化合物的 10%。30~40 克的白糖是什么概念呢？在人们常吃的甜食中，一大勺果酱约含糖 15 克，1 罐可乐约含糖 37 克，3 小块巧克力约含糖 9 克，1 只蛋卷冰激凌约含糖 10 克，几块饼干约含糖 10 克……如果不加注意的话，30~40 克糖的数量限制非常容易突破。

其次是选择性吃糖。变形链球菌主要消耗的是蔗糖，因而应尽量减少蔗糖（红糖、白糖、冰糖……）摄入。可吃果糖，果糖甜度是蔗糖的2倍，同等甜度下用量可少一半。另外，变形链球菌对果糖的利用率低，因而致龋的风险低。

最后是吃糖后漱口。吃糖后，细菌作用于糖需要时间和环境条件，如吃完糖立即刷牙漱口，不让糖分在口腔中滞留，也会减少细菌致龋的机会。一定不能让儿童养成含糖睡觉、吃完东西不漱口睡觉的坏习惯。

 ## 什么是牙髓病和根尖周病

当龋病发展到一定程度后，对牙髓组织有一定的刺激，可使牙髓发生急性和慢性炎症。而牙髓炎症坏死后，感染物质对根尖周组织有长期持续的刺激，可使根尖周发生急性和慢性炎症。

（1）**牙髓病**。牙髓在密封的牙髓腔里一般不会受到细菌感染，当牙齿因龋齿有洞、洞太深的时候，外部的细菌就会侵入到牙髓腔里感染牙髓，包括牙髓炎症、牙髓坏死和牙髓退变。由于牙髓组织处于牙体硬组织包绕之中，只通过根尖孔、侧副根管与外界联系，牙髓急性炎症时，血管充血、渗出物积聚导致髓腔内压力增高，使神经受压产生剧烈疼痛。表现为牙齿自发性痛、夜间痛。牙髓炎通常需要去除感染牙髓。

（2）**根尖周病**。牙髓受细菌感染后，细菌会通过根尖孔侵入牙槽骨，引起牙根尖周围的组织发炎。根尖周病是指局限于根尖部的牙周组织，包括牙周膜和牙槽骨的炎症，分为急性和慢性根尖周炎。前一种症状明显、病情严重，又称为急性牙槽脓肿。它可将化脓性炎症扩散到根尖周外间隙引起间隙感染，如发生在上颌牙，可引起下睑水肿，影响视力。尤其是小儿，有时会误诊为眼部疾病；如下颌第三磨牙的急性牙槽脓肿，可引起咽旁间隙、嚼肌腮腺间隙，以至颞间隙、颌下间隙、口底诸间隙的化脓性感染，这种病情相当严重，若得不到及时、合理的治疗，患者预后差甚至会危及生命。后一种慢性根尖周炎症状较轻、病程长、发展慢，常常形成瘘管，数月数年不愈。若形成慢性根尖周囊肿，较大者可造成面部变形。若本病发生在儿童，可使面颌生长、发育受到影响，以致造成颜面畸形。根尖周炎只要去除感染的牙髓，根尖炎症就会消退。

为何牙痛特别剧烈

俗话说："牙痛不算病，痛起来要人命"，临床上常有患者讲述晚上牙痛如何厉害、连续吃几片止痛药都不管用，医生检查后诊断为急性牙髓炎。为什么急性牙髓炎这么痛呢？这是由牙髓的解剖和生理特点决定的：牙髓组织处在一个特殊的环境中，其周围都是坚硬组织，只有通过狭小的根尖孔与外界联系。一旦牙髓发炎、充血、水肿，没有缓冲的余地，又不容易建立引流，造成炎性渗出物的积聚；又因为牙本质坚硬、缺乏弹性，造成压迫牙髓神经，进而产生剧烈的阵发性疼痛，同时还放射到同侧上、下颌牙齿及头面部产生放射痛。牙痛的另一个特点是常在夜间发作，睡眠时因平卧，牙髓充血，压力增大，疼痛加剧，有时随心脏的跳动而引起跳痛，常使患者夜不能寐、坐卧不安、万分痛苦。

"不通则痛"是中医的一句老话，用于解释牙痛为何如此剧烈的问题再合适不过了。

补牙为什么要钻牙

"医生,补牙我最怕钻(磨)牙,不钻行不行?"回答是目前还不行。钻(磨)牙是为了去除被龋病损坏的牙体组织,消除细菌感染,停止病变发展,防止继发龋。为了使补牙材料和正常牙体组织的洞壁相贴合或黏接,补牙需要制备成一定的洞形,使补牙材料能具有一定厚度和强度并使材料不易脱落。同时,在磨牙时,不能磨除过多牙体组织,要注意保护牙髓,时磨时停和喷水降温,防止产热过多。钻磨牙齿时,因牙髓牙本质复合体的感觉功能,故患者会有刺激痛,目前多在局部麻醉下进行钻牙。随着科学的发展,不需要钻牙补牙的新技术(如激光去龋、化学去龋技术)已经出现,预计不久的将来,不钻牙补牙的新技术可以让牙病治疗成为一个舒适愉悦的过程。

 ## 什么是根管治疗

龋病可不像感冒发热等病,熬一熬、挺一挺就过去了,龋病会不断发展,结果就会累及牙齿中心的组织——牙髓,造成剧烈的疼痛等症状,这时的诊断就不只是龋病,而是牙髓病或根尖周病了。这时,牙医通常要为患者做根管治疗术。所谓根管治疗术,就是通过机械和化学方法去除根管内已感染的牙髓组织,并通过充填根管封闭根尖孔,阻断外部细菌进入根尖周组织的通道,防止发生根尖周病变或促进已经发生的根尖周病变的愈合。根管治疗前要先拍 X 射线照片评估。

第一步,去除牙髓:在局部麻醉下钻开牙齿,去除腐坏的牙质,打开牙髓腔,取出坏死的牙髓。

第二步,根管预备:用根管钻扩大根管,去除根管壁上残余的感染组织,用消毒液冲洗根管内部。根管预备包括机械预备和化学预备两种方式。由于根管系统是很复杂的,任一方法的预备都不能完全达到目的,所以机械预备和化学预备的结合非常重要。

第三步,根管消毒:即在根管中封入抗菌药物,通常活髓牙或感染仅限于冠髓的患牙可以采用一次法,其他的需做根管封药。封药期常为一周。

第四步,根管充填:用专门的材料充填根管,保证长期处于无菌状态。进行根管填充时,要把握充填时机,一般是在无自觉症状、无明显叩疼、根管内无异味、无渗出、无急性尖周炎肿痛症状时充填,不必等到所有症状消失,也不一定等待瘘管完全愈合,反复的封药容易对尖周造成更大刺激。目前的充填方法中,冷牙胶侧方加压法仍是主流,热牙胶是发展趋势。

第五步,牙冠修复:填补牙齿的缺损,小范围缺损可直接充填修复,大范围缺损可加用纤维桩修复或做牙冠修复。

为什么有的补牙需要多次

许多患者不解"为什么××补牙来一次,而我要来两次甚至多次?"其实,医生护士都希望一次"结束战斗",但补一颗病牙是一次补好还是多次补好主要根据病情而定。当发现牙齿有洞,平时不痛或仅有刺激痛,检查龋洞不深,去龋后牙髓未暴露,一般可以一次补。

如果牙齿有阵发性痛,引起头痛,冷、热刺激使牙痛加剧,要"杀神经"治疗,一般需要2次。如果"牙伸长",上、下牙齿不敢接触,牙根或面部肿胀、流脓,诊断为慢性根尖周炎急性发作,治疗需要3次,即开髓引流、消炎止痛—根管预备和消毒—根管充填。有些病例在根管预备后出现疼痛肿胀,还需要再开放,这都会增加复诊次数。因此,补牙次数由病情而定,不是医生或患者能主观决定的。

 补牙后要注意什么

"补牙"是对牙体缺损的修复,不管是哪种治疗方法、用什么材料修复,注意事项大同小异。

(1)深龋洞的保髓治疗,要注意观察术后有无疼痛反应。轻度刺激痛,一般3天左右会逐渐消失;如果持续有明显的刺激痛或自发痛,要及时复诊。

(2)观察有无咬合痛。如果咀嚼食物时补过的牙痛,可能是补的材料高了,要及时告诉医生,以便及时处理。

(3)"杀神经"治疗,去除牙髓充填后,几天内有轻微牙痛属正常现象,如果出现剧烈的自发痛、刺激痛,可能是残髓炎反应,应随时复诊。

(4)根管充填后如果出现肿胀、咬合痛,应拍牙片了解充填情况,酌情处理。

（5）"死髓牙"即去除了牙髓的牙齿，因失去活力牙齿发脆，治疗后如未做牙冠修复，不能咬过硬食物以防牙齿折裂。

（6）牙齿缺损较大的，修补后应加全冠保护。

（7）做活动义齿的支持牙补完后，可试戴义齿，但暂不能用该牙咀嚼食物，以防支托处补料折断，2天后可常规使用。

牙齿遇冷热发生酸痛是怎么回事

如果牙齿遇冷热发生疼痛，而牙齿又确诊没有龋齿和隐裂的话，医学上一般称其为牙本质敏感，俗称"倒牙"。牙本质敏感是一种常见多发病，其原因是牙齿磨损、酸蚀症、楔状缺损等引起的牙齿表面釉质层缺损，使釉层下面的牙本质小管中的神经末梢暴露，主要表现为刺激痛，当刷牙、吃硬物、酸、甜、冷、热等刺激时均引起酸痛，尤其对机械刺激最敏感。

牙本质敏感还可以由某些系统因素引起，如神经官能症、妇女妊娠期、放疗术后以及胃溃疡反酸者等，此时全口多数牙齿出现敏感症状，其酸痛强弱程度随个体、部位、年龄、牙本质暴露的面积和时间而异。

牙本质敏感有哪些治疗方法

牙本质敏感的有效治疗方法主要有两种：一是封闭牙本质小管，二是去除牙髓神经。

目前脱敏治疗方法较多，如牙表面涂布氟化物、硝酸银、中草药等脱敏，电凝脱敏，激光脱敏，光固化黏合剂脱敏，等等。其机理都是封闭牙齿表面上开放的牙本质小管，阻隔外界的刺激直接传至牙神经末梢。

近年较新的牙膏脱敏方法是在牙膏中加入特定的氨基酸，其与牙齿接触后与牙齿中的钙离子形成氨基酸钙，并沉积于牙本质小管，封闭小管开口，隔离刺激，实现脱敏，效果良好。此方法简单，只需用手指将牙膏涂抹在患牙上摩擦即可。

激光脱敏效果是肯定的。激光脱敏是采用特定波长的激光照射过敏部位的牙面，封闭牙本质小管。敏感的即时有效率达100%，虽然仍有复发，但复发时的过敏程度比治疗前明显减轻，重复治疗可提高疗效。

在敏感症状严重、多种脱敏方法无效时，可以采用去除牙髓的办法解决牙齿敏感问题，但此法应是不得已而为之。

激光脱敏是怎么回事

应用激光实现牙齿脱敏是近 20 年间发展的新技术。激光脱敏是应用 Nd:YAG 激光器发生的激光能量作用于敏感牙面，利用激光的热效应在瞬间将暴露的牙本质熔融，封闭牙本质小管，隔断刺激传递，实现脱敏，疗效明显，通常脱敏一次可保持半年左右。

激光脱敏对牙髓无刺激、无痛苦，作用迅速、有效，不使牙齿变色，虽然治疗后有复发的倾向，但复发时的敏感程度也有所降低，经重复治疗后效果更加显著。

乳牙为什么很重要

6个月的婴儿一般就会出牙，到了2岁半左右，乳牙全部出齐。直到6岁，孩子整齐的乳牙就会开始个别松脱，一个个地换上恒牙。6~12岁是孩子乳牙脱落换上恒牙的替牙期。

随着牙齿的萌出，儿童的饮食品种也不断地改变，有了正常的咀嚼功能，儿童才能摄取足够的营养供给发育所需的能量。儿童从"咿呀"学语到会说完整的句子，也是在牙齿萌出之后发音才能清楚。乳牙的重要功能还在于它为将来恒牙的萌出做准备。大家知道，20颗乳牙是全部要被恒牙所替换的。按照正常的规律，到了一定时期，乳牙牙根吸收，而恒牙则在乳牙脱落的位置萌出，因此如能保持完整的乳牙列，替换后的恒牙列大多也会是整齐的。

有的人认为，乳牙反正总得脱落换上恒牙，用不着注意保健。其实，这是一种错误观念。要知道，乳牙寿命虽短，但如不加以爱护，就会龋齿。这样，不仅减少了牙齿本身的咀嚼面积，影响对食物的咀嚼，进而导致消化不良；而且乳牙早脱落还会影响乳牙下面的恒牙胚，影响将来恒牙的萌出。等到恒牙萌出时就必然造成拥挤或在牙列之外萌出。严重者，还会造成颌骨、颜面部疾病。经验也告诉我们，乳牙不健全的孩子很难有整齐健全的恒牙。

所以，尽管乳牙的生活史很短暂，从6个月到12岁左右，但它所起的作用却很重要，因此，应当努力做到使乳牙能在口腔中保持到正常替换时期。

为什么说保护"六龄牙"很重要

儿童到了换牙期,乳牙列后面上下左右的空位上会悄悄长出一颗大牙,它就是最早萌出的第一恒磨牙。因为第一恒磨牙多在6岁左右萌出,所以又称为六龄牙。

六龄牙的功能为众牙之冠,它牙冠最大,颌面最宽,有尖、嵴、沟,形态复杂,粉碎力强,几乎所有食物的咀嚼都离不开它。六龄牙牙根强壮,生长在咬肌、颞肌和翼内外肌的作用中心,因而咀嚼重任多由它来承担。据测定,上下一对六龄牙平均承受70千克颌力,最大负重130千克,它是全口牙中功能最强的多根牙,是牙列的"中流砥柱"。它强大的咀嚼功能,能有力地刺激上下颌骨的健康发育。

先于其他恒牙的六龄牙一旦萌出,即为恒牙列的建立奠定了基础。由于它位置恒定,特别是上颌第一恒磨牙对于稳定全口牙齿的正常排列,确定上下牙齿的关系起到非常重要的作用。四颗六龄牙上下咬合,可将牙弓锁结于一个固定的咬合位置,医生常以它为基准牙检查和判断颌位正确与否。若视整个口腔为一大厅,六龄牙犹如厅中四根支柱,由它撑起大厅的空间,使儿童面部从鼻底到下颏显示应有的长度,由此而长成了成人的脸形。然而,六龄牙最容易被龋蚀,倘若龋蚀而被拔除,不仅给孩子咀嚼食物带来困难,而且会引起相邻牙齿的倾斜移位,造成全口牙咬合紊乱,重者还能影响儿童颌面部的正常发育。

家长在孩子6岁左右时就要随时注意六龄牙的萌出情况。然而,六龄牙与第二乳磨牙外形相似,不易区分,常因混淆而延误治疗。辨认时，可掌握以下方法，即从一侧中切牙向旁边数，排在第六位的就是六龄牙，排在第五位的则是第二乳磨牙，就是说六龄牙紧排在第二乳磨牙的后面。当然也可以根据牙的颜色、大小、磨耗等加以区别。

六龄牙在妊娠末期开始钙化，至出生时仅形成微量的牙釉质，一般要到3岁左右牙釉质才发育完成。因此，应该注意母亲妊娠期的营养及婴幼儿的喂养，防止生病，以预防六龄牙的发育不良。

六龄牙在口腔中使用的时间最长久，也比较容易发生"龋病"及牙周病。所以，应该定期检查，及时治疗，避免过早的拔除，保护好六龄牙关乎全口牙齿健康。

 ## 什么是窝沟封闭

窝沟是指牙齿表面的凹凸间隙，极易发生龋齿。调查表明我国儿童与青少年中80%~90%的龋齿都是从窝沟开始。在乳磨牙和恒磨牙咬合面上的窝沟通常比邻面和其他光滑面更早发生龋坏。甚至尚处于萌出过程中的年轻恒磨牙，其龈瓣覆盖下的窝沟即已发生龋坏。

目前，预防窝沟龋的方法和措施较多，而最有代表性且较简便有效的方法，是利用氟化物和窝沟封闭剂防龋。窝沟封闭是指利用特制的合成高分子树脂材料，单纯地从形态学方面对清洗、酸蚀和干燥后的窝沟进行填塞封闭，并在窝沟表面形成保护性屏障以防止食物和菌斑堆积其中，隔绝口腔环境中的致龋因素，从而达到预防窝沟龋的目的。

一般来说,对刚萌出的后牙(尤其是新长出的第一恒磨牙)窝沟实行预防性封闭,其预防效果最为理想。当然,并非任何年龄、任何牙齿都适合作窝沟封闭。通常,我们选择后牙咬合面上有患龋倾向的深窝沟以及初期或可疑龋的恒磨牙,乳磨牙的封闭以3~4岁为宜,第一恒磨牙(六龄牙)的封闭以6~7岁为宜,双尖牙和第二恒磨牙一般12~13岁为宜。换言之,前牙、后牙邻面和已有明显龋坏或已经充填过的牙齿,以及成年的牙齿已不宜做窝沟封闭。

在封闭窝沟之前,先要对该牙齿的窝沟进行一系列预备处理,即对窝沟进行清洗,酸蚀处理,彻底冲洗和干燥,然后再将窝沟封闭剂导入并塞满窝沟内部,待封闭剂固化以后,再检查边缘。整个操作过程无须破坏正常牙体组织,更无任何痛感。一般情况下,封闭剂在牙齿的窝沟内能保持5年左右的时间,能有效地帮助儿童平安度过龋病易感期(即发病的高峰年龄阶段)。

需要注意的是,经过封闭窝沟的牙齿应避免咬过硬和过黏的食物;仍需坚持刷牙习惯。据第四军医大学口腔医院调查,窝沟封闭2年的保存率为94%,实行窝沟封闭后,每年至少有50%的初期龋齿能得到控制。

儿童为何易患龋齿

从牙齿结构看,乳牙比恒牙的硬组织层薄,新萌出的恒牙矿化程度也低,抗龋能力自然差些,所以较易患龋齿。

儿童容易患龋齿,也与其喜欢吃零食有关。随着社会的发展,

第二章　牙体上的疾病

人民生活水平不断提高，饮食习惯也与以前大不相同，这在孩子们身上表现更突出。那些粗糙、多纤维而廉价的食物，已从孩子们的食谱中消失。取而代之的是细、软、精、甜的高级食品。这类食物的缺点是含糖量高，能提供致龋菌生存的良好条件，易黏附在牙面上而给致龋菌送营养"上门"；咀嚼运动减少，从而削弱了对牙面的清洁作用，有利于致龋菌繁殖。所以，多给孩子们吃粗粮、蔬菜、水果、肉类等多纤维食物，不仅弥补了精制食品营养单一的缺欠，而且对抗龋也起积极作用。

儿童容易患龋齿，还与其口腔卫生不良有关。孩子们对保持口腔卫生的重要性没有正确认识，没养成饭后漱口和早晚刷牙的好习惯。这也是儿童多龋的一个重要原因。孩子到3岁时，乳牙已全部出齐，智力发育也到了可接受训练的阶段，就应让他养成良好的口腔卫生习惯，使菌斑和食物残渣等无处藏身，龋的发生就会减少。

根据调查，乳牙萌出后就可患龋。2~3岁是乳牙龋齿的高峰。6岁时开始恒牙萌出，最早萌出的第一恒磨牙也是好发龋齿的牙齿，由于好发龋齿的乳磨牙尚未替换，6~8岁就成为儿童患龋的最高峰。此期龋齿的发病率比成年人高2倍，体弱多病的儿童发病率更高。儿童不仅龋齿发病率、龋齿平均数高，还由于乳牙体积较小与钙化程度低，龋的发展也很快。常有一些儿童，他们的口腔中龋齿数多，而且还有不少是严重至不能治疗的末期龋齿。在临床上，有的儿童20个乳牙尚未出齐就开始出现龋齿；有的儿童20个乳牙个个都患龋病；有的儿童才长出两年的第一恒磨牙竟然因为龋齿而发展成牙髓炎；有的甚至不得不将破坏严重以至没法保留的第一恒磨牙拔除。

会造成如此严重后果的主要原因是由于家长不了解龋齿的危害性而疏忽了它；还有一些家长认为乳牙早晚要换为恒牙，牙齿患了龋病也不是什么了不起的事，等到换了牙就好了。这种认为乳牙患了龋不需治疗的看法，是不正确的。为了使乳牙能保持到正常替换时期，对患有龋病的乳牙应该及时治疗。

如何预防"奶瓶龋"

许多家长在对婴幼儿进行喂养时，除了在牛奶里加糖以外，总喜欢喂各种甜饮料，例如橘子汁、橙子汁等，甚至在哄孩子入睡时，也不例外，久而久之就容易"上瘾"，喝到甜饮料才得到满足。这种整天多次数地喝甜饮料的习惯对牙齿是非常有害的，尤其是含奶瓶或含甜饮料瓶睡觉的不良习惯。有这种不良习惯的婴幼儿的牙齿容易产生"奶瓶龋"。

"奶瓶龋"的特点是在婴幼儿的上前牙发生广泛性的龋损，尤其是上前牙的邻面和唇面，严重者，整个牙冠可被破坏，影响正常咀嚼食物和发音功能。除此之外，还会出现牙髓坏死、根尖病变、影响恒牙胚的发育和钙化。龋损除了上前牙以外，还可累及其他牙甚至全口牙。

正常情况下，口腔中的酸碱度是中性的，即 pH 值在 7.0 左右。含糖饮食进入口腔以后，在致龋菌的作用下糖就要发酵产酸。这些酸性产物使口腔里牙菌斑的酸碱度在 5~10 分钟内下降（变酸），达到 5.5 以下。这就为牙齿表面脱矿，进而出现浅龋创造了条件。

由于唾液碳酸氢盐的中和作用，牙菌斑的酸碱度大约在 40

分钟后恢复到原来的水平。唾液还具有清洗牙面和口腔软组织的作用。

睡眠时，唾液的流量大为减少，婴幼儿的睡眠时间长，牙齿的矿化程度低，如果婴幼儿在入睡前喝奶或甜饮料，由于没有足够的唾液清洗牙面，也没有足够的碳酸氢盐与牙菌斑里所产生的酸进行中和，牙齿就长时间处于酸性的环境中，天长日久，牙齿就要脱矿形成龋齿。

预防"奶瓶龋"，首先是要减少给孩子吃糖，改正喝完奶或甜饮料即入睡的习惯，喝奶或甜饮料及进食后一定要用清水漱口或喝水。

 ## 龋齿对儿童有哪些危害

龋齿，俗称"蛀牙""虫牙"或"虫吃牙"，是儿童最常见的牙病，主要由口腔不清洁，食物残渣存积在牙缝中，经过口腔里面的细菌作用、发酵、产酸、破坏牙体硬组织所致。由于乳牙的钙化程度较差，很容易发生龋齿。乳牙如患龋齿后不及时治疗，以至只留下残冠，不得不拔除，乳牙拔除后，旁边的牙齿会歪倒过来，这样会导致恒牙的萌出延迟或歪斜。如果龋齿只剩下残根，有可能引起根尖周围发炎，使以后长出的恒牙畸形，釉质表面高低不平，牙齿发褐，而且很难纠正，造成终身遗憾。如果单侧牙齿过早脱落，脱落的一侧由于缺少对牙床骨咀嚼的刺激而发育不全，从而出现面部左右不对称的畸形。如果两侧几颗乳牙过早脱落，便可能产生面部发育畸形，有碍美容。乳牙患龋齿不及时治疗，还可引起牙髓发炎，产生局部疼痛及头痛、咽痛、耳痛，使患儿倍感痛苦；有时还可引起颌骨骨髓炎或颌面蜂窝组织炎。

乳牙的龋洞要补吗

婴儿一般长至6个月左右即开始萌出乳牙，至30个月左右出齐，共20颗。乳牙不仅能用来咀嚼食物，还有一个很重要的功能：就是通过咀嚼不断刺激牙床骨的发育和引导恒牙的长出。有许多家长往往很关心孩子乳牙萌出的迟早，但对乳牙的保护却不够重视，这是错误的看法。要知道儿童患了龋齿不仅给患儿带来痛苦，还会影响消化吸收。乳牙的好坏会影响到恒牙的萌出及好坏，颌面发育及全身健康。对儿童的生长发育非常重要。

龋齿初期没有任何自觉症状，不易被发现。只有当龋洞发展到一定程度时，遇到糖、凉水或吸凉气时，因刺激了"牙神经"引起疼痛才被发现。此时应及时去医院治疗。因为，初期龋齿的治疗比较简单。如果耽误了时间，龋病从牙冠破坏到牙髓、牙根，引起牙髓炎或根尖周炎，治疗起来就比较困难和复杂。

发现乳牙龋洞需要及时治疗。就是将龋洞充填，俗称"补牙"。它可以停止龋病的发展，恢复牙齿的咀嚼功能。通常在去除龋坏组织后，采用光固化树脂充填窝洞，恢复牙齿形态。龋坏已损及牙髓的，还需做牙髓治疗。牙冠大量毁损的，还可采用乳牙预成冠来进行修复。

总之，小孩的牙"烂了"不仅需要治疗，而且应该尽早治疗。

儿童缺牙后需不需要镶牙

牙齿在牙弓中保持正确的位置是多方面因素共同作用的结果，如果这些因素失去平衡，与相邻牙齿的紧密接触关系就会改变并出现牙齿错位。儿童缺牙后的"镶牙"，实际上是为了维持牙齿在牙弓中正确位置的治疗，我们称之为间隙保持，采用的保持间隙的"义齿"则被称为间隙保持器，根据固位形式分为固定式和可摘式间隙保持器。

与成人不同，儿童处于不断变化的生长发育时期，不同生长发育阶段的孩子的情况不尽相同，缺失牙齿的部位、发育情况也不一样。乳牙缺失后到底需不需要间隙保持，采用何种方式间隙保持，要结合以下的因素综合考虑：①儿童的年龄和牙龄；乳牙丧失时孩子年龄越小，越容易造成邻牙的倾斜移位，也就越需要进行间隙保持；②恒牙胚的发育情况：确定恒牙胚的发育情况和其表层覆盖骨质厚度及是否完整，预测继承恒牙的萌出，判断是否需要间隙保持；③牙齿萌出的先后顺序：观察早失牙的邻牙与正在发育及萌出牙齿之间的关系，判断是否需要间隙保持及需要何种间隙保持器；④乳牙早失的位置：不同位置的乳牙早失后间隙的变化不尽相同，选择的间隙保持器种类也有所不同。

年轻恒牙早失后，短期内邻牙就可能移位。因此，为了保证孩子牙列的完整并为成年后修复提供有利条件，需尽可能早做间隙保持器。

固定式间隙保持器用金属带环或金属牙冠固定在邻牙上，以钢丝簧来保持间隙，只用于单个牙缺失的情况，活动式间隙保持器是用活动义齿的方式保持间隙，多用于多个牙缺失的情况。

怎样教儿童刷牙

预防儿童牙病应从多方面着手,讲究口腔卫生,保持牙齿清洁是很重要的,刷牙的目的是为了清除牙齿表面污物,以减少被细菌用来发酵的物质,从而也就减少口腔内的细菌,防止龋病发生,所以刷牙对于保持儿童的口腔健康是十分重要的。

一般来说,儿童2岁时20个乳牙已基本长齐,儿童子3岁时就可以在父母及幼儿园老师的帮助下学会自己刷牙,越早越好,只要能学会刷牙,就可教他用正确的方法刷牙,坚持每天早、晚各刷牙一次。年龄较小的儿童,不会刷牙,可以教他们先学会漱口,如果一时不能学会或者不很熟练,老师和家长要耐心的重复指导;一般三四岁的幼儿,在家长和保育人员的帮助下,能学会自己刷牙。

正确的儿童刷牙方法是描圆法,刷牙齿侧面时,牙刷毛顺着牙缝的方向向牙颌面旋转刷,刷牙齿咬合面时,使刷毛顺着颌面来回反复旋转。儿童的牙刷、牙膏必须适当选择,幼儿牙刷最好选择头小、柄直、两排刷毛,牙膏最好选择刺激性轻微且含水果香的儿童牙膏,以提高幼儿对刷牙的兴趣。2~3岁的幼儿,刷牙时只用少量牙膏,避免因为牙膏泡沫太多,刷牙时不小心引起呛咳。

在对儿童进行刷牙指导,或对儿童作监督性刷牙时,其现场指导的方法步骤如下:①首先让儿童懂得如何正确握持牙刷;②刷牙前讲解刷牙方法,指导刷毛在牙面放置的位置,与牙面的角度、牙龈接触的状态;③让儿童对着镜子试刷,观察刷牙的动作、刷毛和毛束的功能是否充分发挥；④计算刷牙时间，观察掌握的程度、熟练情况和刷牙质量；⑤特别注意不易清洁部位的刷洗；⑥让儿童掌握菌斑显示剂的使用，以评价他自己刷牙的效果，养成维护良好口腔卫生的习惯；⑦指出儿童刷牙中还存在的问题，今后应注意改进的方面，并定期做检查和指导；⑧根据儿童的情况，指导使用其他口腔卫生用品。

为什么要提倡少喝碳酸饮料

碳酸饮料是指含二氧化碳气体的饮料总称，呈中度酸性。碳酸饮料主要成分包括碳酸水、柠檬酸等酸性物质，白糖，香料，有些含有咖啡因、人工色素等。除糖类能给人体补充能量外，充气的碳酸饮料中几乎不含营养素。

国内外调查研究表明，常喝碳酸饮料会令12岁青少年牙齿腐损的概率增加59%，令14岁青少年齿质腐损的概率增加220%。如果每天喝4杯以上碳酸饮料，这两个年龄段的孩子患齿质腐损的可能性将分别增加252%和513%。研究表明，长期引用碳酸类饮料对牙齿釉质有明显脱矿、破坏作用。一般碳酸饮料含糖量较高，碳酸饮料本身的酸度加上糖被致龋细菌利用，代谢后产生的酸将破坏口腔内唾液系统的酸碱平衡，严重削弱口腔自身的酸碱缓冲力，使牙齿始终处于酸性环境中。

临床检查还发现，常喝饮料的孩子其牙齿上会有色素沉着，有的牙齿表面变成褐黑色，这是牙齿过多受到酸性氧化物刺激的结果。专家强调，儿童受碳酸饮料伤害的程度比成人更深。儿童的乳牙和恒牙钙化程度较低,牙齿的珐琅质和牙骨质也相对较薄,没有成人牙齿钙化程度高,再加上不注重牙齿保健,常喝碳酸饮料,更容易引起龋齿、牙齿敏感及牙齿发育等问题。

如何增强儿童咀嚼功能

充分的咀嚼对处于生长发育期的儿童尤为重要。首先,可以保持和增进口腔特别是牙齿和牙龈的健康,可以对牙齿、舌部和牙龈进行清扫而保持其清洁度,降低龋齿发病率,防止牙齿排列不齐。其次,咀嚼可以让唾液与食物充分混合,孩子可以品尝到食物的丰富滋味,增强食欲。另外,咀嚼可磨碎食物,使胃肠能充分消化吸收食物中的营养素。如果让有一定硬度、弹性及温度的食物刺激口腔,使孩子获得情绪上的满足,还能缓解心理上的紧张。花点时间让孩子细细咀嚼,有助于孩子掌握进食的速度。近年来,儿童食品呈求精求软的趋势,家长又多喜欢给孩子提供无须咀嚼的食品,没有很好地帮助、指导孩子细嚼慢咽;一些托幼机构的教师缺乏必要的健康常识,甚至举行儿童吃饭速度比赛。因此,儿童不会咀嚼的现象比较普遍,让孩子学会咀嚼显得极为重要。

应有意识地让儿童吃一些较硬的食物,通过有力的咀嚼刺激颌骨的发育,可以减少牙颌畸形的发生率。

经常吃零食对牙有害吗

所谓零食,指的是正餐之外所吃的一些零星食物,如糕点、饼干、糖类、水果、干果等。对于这些东西,不能笼统地说对牙齿有益或者有害,必须加以分析。

水果含有多种营养物质,特别是含有大量的维生素C,这种维生素对于预防牙周病、口腔黏膜病、龋病等都有好处。水果还含有一些纤维素,这些纤维素都有摩擦牙面的作用,使牙面光洁。

糕点、饼干、糖类的主要成分是淀粉和蔗糖,属于碳水化合物。这种物质是人体所需要的,但作为零食经常吃就不大好。因为很多人喜欢在白天两餐之间吃零食,吃完后往往不刷牙,这样就会使食物残渣和细菌与唾液中的矿物质沉积在牙缝里,久而久之形成牙结石,容易引起牙周组织发炎;细菌与碳水化合物发酵产生酸性物,也易形成龋齿。

无论儿童或成人,如果吃零食的次数过多,必然使牙齿和胃肠得不到正常休息,不但加重了胃肠的负担,容易引起肠胃病,而且也会缩短牙齿的使用寿命。

有些人特别喜欢吃坚果类零食,如榛子、核桃、山核桃等。为省事,就用牙齿咬开硬壳而嚼食,这样也容易损坏牙齿甚至引起牙齿断裂,应该改掉这种用牙咬破坚硬外壳的习惯。

我们不是一概反对吃零食。如果因为活动量大或工作忙,体力消耗多,感觉饿了,两餐之间可以吃些糕点、面包之类的零食,但一定要注意在进食后刷牙、漱口。

你会吃糖吗

糖是生活中很重要的食物,吃糖会使人产生愉悦感,因而绝大多数人特别是儿童都喜欢吃糖。但是糖对人体健康也有不利的一面,糖会在口腔中分解为酸,造成口腔中的酸性环境。当酸性达到一定浓度后(pH5.5以下),即可让牙齿表面釉质脱钙,使牙表面不光滑,给细菌的附着创造可乘之机。细菌附着后,通过释放特定的酶等物质,使牙齿结构进一步破坏,即发生龋病。简单地说,酸性环境和细菌是导致龋病的重要因素。

不吃糖是很难做到的,怎么才能吃糖又不影响健康呢?正确的方法是:首先减少吃糖的总量;其次是减少吃糖的次数,如一周一次或两次,一次可稍多吃一点,但要减少吃糖频率;最后一点很重要,吃糖后一定要刷牙,至少是漱口,防止糖液在口中长期存留。尤其不能让儿童含糖睡觉,吃糖、喝奶或吃食物后,必须在刷牙后睡觉。

第三章

牙周组织疾病

第三章 牙周组织疾病

牙周病是危害人类口腔健康的首要疾病，也是人类最常见疾病之一，包括牙龈炎和牙周炎。牙周病初期为牙龈炎，刷牙时牙龈会出血，过了一段时间后，牙根与牙龈间沟变深，形成牙周袋，炎症进一步波及牙槽骨，造成牙槽骨破坏，更会产生脓肿、口臭、牙齿松动等症状，结果导致后期牙根暴露、咀嚼无力，牙齿松动脱落。保持口腔清洁、定期牙周检查和洁牙是目前防治牙周疾病最有效的方法。

什么是牙周组织

牙齿通过牙周膜与牙骨质和牙槽骨的连接，固定于牙槽骨上，牙龈覆盖牙槽骨并环绕在牙齿周围，它们统称为牙周组织，主要起支持、固定和营养牙齿的作用。

牙周膜：是一种类似韧带样的软组织膜，位于牙槽骨和牙骨质之间，把牙齿牢固地固定在牙槽骨上。具有一定弹性，有缓冲咀嚼压力的作用。

牙槽骨：是包围在牙根周围的颌骨的突起部分，它形成牙槽窝，牙根被稳固地埋在牙槽窝里。

牙骨质：是包绕在牙根表面的一薄层骨样组织。硬度类似于骨组织，具有不断新生的特点。其营养主要来自牙周膜，并借牙周膜纤维与牙槽骨紧密相接。

牙龈：是覆盖在牙槽骨边缘区和包围牙颈部的一部分口腔黏膜，组织坚韧，微有弹性，故能适应咀嚼作用所加的压力和摩擦。

牙髓的血管，神经通过根尖孔与牙槽骨和牙周膜的血管、神经相连接。通过血管供给牙髓营养。因此，牙齿的健康和正常功能行使与牙周组织密切相关。

牙周组织的功能是什么

牙周组织是牙齿能存在于口腔的基础和依托。

牙齿通过牙周膜中的纤维韧带悬吊于牙槽骨中，而这些纤维韧带具有一定的弹性，因此牙齿在牙槽骨中是有一定活动度的。这样的结构能够在牙齿咬硬物时起到一个缓冲作用。

牙周膜中有血管分布，为牙齿提供营养，在牙齿经过根管治疗后，包括牙髓血管在内的牙髓被摘除，牙周膜中的血管成为牙齿营养供应的唯一来源。

牙周膜中广布的神经可以感受牙齿咬合力量的大小，当咬合力量过大时会有疼痛感，会自动回避，起到调节咬合力的作用。

牙周膜中还有成骨细胞和破骨细胞，它们与牙齿的生理移动有直接关系。我们在矫正牙齿的时候，也是借助了牙周膜中的成骨细胞和破骨细胞的这一功能。

牙槽骨对牙齿起着支持作用，牙槽骨的高低与牙齿的松动度有直接的关系，当牙槽骨萎缩吸收后，即使软组织仍然位于牙颈部的位置没有退缩，牙齿的松动度也会明显增加，相应地，牙齿的咀嚼功能也会明显下降。

牙龈覆盖于牙槽嵴顶端，牙龈中的血管为牙槽骨和牙周膜提供营养。牙龈包绕牙齿颈部，并通过结合上皮在龈牙结合部与牙面形成紧密的结合，良好地封闭软硬组织交界处，是防止异物、细菌及其他病原物质侵袭机体的重要屏障。牙周组织对牙齿具有固定、营养、支持、保护以及感觉、改建等多项功能。

什么是牙龈炎

牙龈炎就是牙龈发炎。牙龈炎一般不会导致疼痛，主要表现为牙龈肿胀、口腔异味、刷牙或咬硬物（如苹果）时牙龈出血，严重时会形成牙龈脓肿。

牙龈炎是由细菌感染引起的。不刷牙或刷牙不彻底，食物残渣会滞留在牙颈部和牙间隙内，为细菌生长繁殖提供营养；牙齿排列不齐、食物嵌塞以及制作不规范的义齿或矫牙装置都为细菌感染提供条件，进而引起牙龈炎症。服用某些药物（如某些降压药、抗癫痫药和抗免疫排斥药）、缺乏维生素C、钙、叶酸等也容易导致牙龈发炎。牙龈炎还经常发生在怀孕期的妇女和青春期的学生，这是因为该阶段体内激素水平变化引起的。另外，某些全身疾病（如白血病、艾滋病等）也会出现牙龈炎症的表现。

牙龈炎是牙周病最初的征兆，如未及时治疗，有可能发展为牙周病，导致牙齿松动，咀嚼无力，甚至牙齿脱落。坚持每日早晚刷牙，饭后漱口。每年常规洁牙两次，可以早期预防和治疗牙龈炎及其他牙病。

牙龈为什么会出血

牙龈出血是常见症状。轻者在刷牙、咀嚼食物及吸吮时流血，重者在安静状态下也会渗血不止。轻度牙龈出血对健康人影响不大，但对体弱者却是造成轻度贫血的一个常见原因。有些严重的牙龈出血还可造成急性贫血。此外，牙龈出血还可产生口臭等症状，在社交中也会带来不便。

牙龈出血的原因可以分为全身和局部两种。

1. 引起牙龈出血的全身因素

（1）**维生素 C 缺乏**。维生素 C 缺乏的患者，牙龈肿胀肥大，龈乳头有时成为瘤状团块，呈紫红色，表面可溃烂成为溃疡，牙龈的毛细血管壁脆性增加，容易出血。除牙龈之外，皮肤及口腔中的舌、腭、颊等处的黏膜均可出血。治疗时除用维生素 C 内服或注射之外，还应经常吃些新鲜水果和蔬菜。

（2）**血液病**。这类患者的凝血功能降至正常以下，因而常有广泛的出血，除牙龈出血外，还可伴有经常性鼻出血、便血；这些患者身体稍受碰撞就会出现乌青块，甚至形成血肿。血小板减少的患者，除牙龈容易出血之外，消化道、泌尿系、鼻腔与口腔黏膜都可出血，也可有瘀斑或血肿出现。这种患者，经过治疗之后，血小板回升，牙龈出血就可减少。血友病患者主要是男性儿童，他们的牙龈在刷牙、咬合或者被撞击时，可有出血现象。这种疾病具有遗传性，缺乏特殊疗法，有时可用新鲜血液输入治疗，但效果并不理想。

（3）**某些全身疾患的后期**。如肝硬化、脾功能亢进、肾炎后期、播散性红斑狼疮、苯中毒、严重贫血以及使用某些抗凝血药物等。

2. **引起牙龈出血的局部因素**

由上述全身因素引起的牙龈出血毕竟是少数，大多数是由局部因素引起的，如龈炎和炎症性增生、牙周病。

（1）**龈炎和炎症性增生**。龈炎又有慢性龈炎和坏死性龈炎之分。慢性龈炎是由局部牙石、牙垢、嵌塞的食物以及不良的修复体等引起的，这些刺激物使牙龈缘及龈乳头红肿、松软，除去这些刺激因素后，炎症很快消退。坏死性龈炎引起的出血伴有疼痛及全身不适症状，局部牙龈乳头明显坏死，这种龈炎是由梭形杆菌和口腔螺旋体引起的，目前较为少见。

（2）**牙周病**。炎症型牙周病的患者牙龈易出血，变性型牙周病出血则不明显。

有少数患者的牙龈出血，既有局部因素，又有全身因素，口腔医生会根据各种因素进行治疗。

 牙龈出血的治疗

全身因素引起的牙龈出血应以对病因治疗为主，然后辅助以对症治疗。慢性龈炎和炎症型牙周病引起的牙龈出血在临床上最常见。主要是去除引起炎症的牙石、牙垢及嵌塞的食物。目前防止牙垢在牙面上沉积的基本方法仍是饭后漱口，早晚刷牙和牙龈按摩。方法是在剔除嵌塞食物后,先以食指和拇指从牙根到牙冠方向进行适当的按摩,完成全口牙龈的按摩后,再仔细地漱口。刷牙使用的牙膏中含有消炎止血等功效成分。应选用软毛牙刷以减少对牙龈的刺激。以竖刷为主,辅助以横刷,这样既降低了对牙的损伤,又能将牙刷干净。药物治疗以消炎止血为主,如口服牙周宁,再配以0.3%过氧化氢液漱口,常能收到良好的疗效。

牙龈出血最主要也最有效的方法是进行局部洁治,即采用超声或手工洁牙器,仔细清除附着牙龈上下的牙石、菌斑、牙垢等,辅以在龈沟中涂碘甘油,待炎症消除则牙龈出血自愈。

什么是牙周炎

牙周炎是发生在牙齿周围组织的感染性疾病。在正常情况下,牙周组织起着支持与营养牙齿的作用,当它发生病变时,牙齿就不同程度地失去了支持与营养,最后可导致牙齿松动与脱落。牙周病的发病率较高,为40%~60%,中年人最普遍。常常是多数牙齿,甚至全口牙齿同时患病。据统计,因牙周病而拔牙者约占拔牙总数40%。

牙周病早期无明显的自觉症状,仅有牙龈红肿及刷牙时流血,所以很容易被忽视。随着病程的进展,牙齿与牙龈之间的龈沟逐渐加深而形成牙周袋,袋内隐藏着异物、细菌、炎性渗出物等。如用手指按压牙龈的表面时,可以看到乳黄色的脓液自袋内溢出,故有口臭。由于炎症向深层组织扩散或排脓不畅,因此,当机体抵抗力减弱时,很容易发生急性牙周脓肿。此时患者就有牙齿疼痛、松动、局部淋巴结肿大以及全身发热、头痛等症状。

随着炎症发展，牙槽骨发生骨吸收，使牙齿逐渐失去骨支持，患者就会感到咀嚼时牙齿酸痛无力，暴露出的牙根越来越多，当牙槽骨吸收达到牙根长度的 1/2 左右，即可出现牙齿松动，最终导致牙齿脱落。在晚期由于牙齿松动或朝各个方向倾斜，还可以引起牙齿移位，前牙会出现"扇形漂移"。

牙龈炎症、牙周袋形成、牙槽骨吸收、牙齿松动是牙周炎的典型症状。

牙周炎的原因

牙周病的发生是牙周组织被破坏的结果。牙周组织又是如何被破坏的呢？有下列几方面因素。

（1）引起牙龈边缘炎症的各种刺激因素，主要有牙垢与牙石、不良修复体、细菌等。

牙垢与牙石：在不清洁的口腔中，牙上附有许多污垢，也就是牙垢，它们是食物残渣、脱落上皮与唾液素所组成。此外，牙齿的颈部还有一些硬质的污物沉积在上面，它们是由唾液里的钙盐长期沉积形成的，质地坚实，不易脱落。这些软的牙垢与硬的牙石刺激牙龈边缘，导致牙龈充血、破溃，长期不愈。

不良修复体：如补牙材料的悬突过长或不光滑的冠边缘、牙颈部伸延过长、义齿的卡环过低或基托的边缘不合适，刺激牙龈组织而产生炎症。

细菌： 口腔中常驻有 700 余种细菌，其中不少为致病菌，这些菌属长期寄居在龈沟及牙龈上，一旦环境适宜，就促使炎症发生。菌斑是黏附于牙齿表面或牙龈表面的细菌集团。这些细菌集团可以产生各种破坏上皮和结缔组织的酶，不断损害邻近的牙龈及牙周组织。

上述因素均可引起牙龈炎症，如不及时治疗，炎症可由表层向深部发展，侵犯牙周膜与牙槽骨，使牙槽骨吸收，牙齿便失去支持组织而松动。

（2）牙齿负担过重。牙齿接受的咬合力超过其生理耐受范围，会引起牙周组织的损伤。如牙齿因拥挤或缺失而造成牙列不整，可导致咬合力不均，因而使某些牙齿负担过重。

牙齿长期负担过重可引起牙槽嵴广泛破坏。在正常情况下，全部牙根被周围牙槽骨包绕，牙齿所受的力均匀地分布在周围的牙槽骨上，不会引起牙槽骨的破坏。但是，如果牙齿负荷过重，超过牙槽骨的承受极限，且受力不均衡，都会使牙槽骨出现吸收。牙槽骨吸收越多，牙齿就越来越松动，承受的咀嚼力量也就越小，最后连正常的咀嚼力量也不能承担，最终导致牙齿脱落。

（3）全身性疾病。某些全身性疾病影响了牙周组织的抵抗力和修复功能。糖尿病、维生素 C 缺乏症、甲状腺或甲状旁腺机能亢进的患者，他们的牙周组织容易被破坏。

牙周萎缩是怎么回事

围绕牙根的牙槽骨萎缩，贴附在牙槽骨表面的牙龈也跟着向牙根的方向退缩，使本来不应该暴露出来的牙根露了出来，这就是牙周萎缩，俗称牙龈萎缩。牙根露出后，受化学药物、食物、温度和机械刺激，均可能出现疼痛和酸感。由于牙根较窄，两牙之间的间隙加大，也容易发生食物嵌塞。由于牙周萎缩，牙根暴露，牙冠相对变长，牙槽骨包绕的牙根就相对地短了。从杠杆原理就可以得知，即使牙齿受到不大的力量，但传导到牙根的力要比牙冠受到的力量大得多，久而久之，就会引起牙周组织创伤，最终引起牙齿松动。

引起牙周萎缩的原因，可由于横刷牙法、塞牙、牙石等压力造成。单侧咀嚼时，废用侧牙周组织缺乏应有的功能刺激，牙周组织发生退行性变而萎缩。而使用的一侧因咬合力过大，也可以引起牙槽骨吸收，发生牙周萎缩。老年性牙周萎缩，是牙槽骨随年龄增长而逐渐萎缩的结果。牙周萎缩也可发生于年轻人，可由于内分泌失调，如甲状腺功能亢进、妇女停经期雌性激素减少等原因引起。

牙周萎缩的治疗要针对病因加以处理，如改进刷牙方法、纠正单侧咀嚼的不良习惯、保持口腔卫生、使牙周组织避免不良刺激等。此外还应及时到医院诊治。

 ## 牙周炎的治疗

牙周炎是严重影响口腔健康的疾病，对此必须采取积极的防治措施。

（1）认真锻炼身体，增强体质，积极治疗各种慢性病，这对防止牙周病的发生与发展具有重要意义。

（2）保持口腔卫生。采用牙线、冲牙器、牙刷等清除牙齿表面和牙间隙中的污物和残留食物，防止牙石、牙垢沉积。

（3）牙龈按摩。刷牙后，以食指卷纱布按摩牙龈数分钟，全口可分区进行，唇舌面都要按摩到。本法可促进牙周组织的新陈代谢，从而加强对各种刺激的抵抗力，但在急性炎症期以及未进行洁牙前不宜施行，以免炎症扩散。

（4）内服维生素 C，每次 100 毫克，每日 3 次。

（5）牙科治疗。牙龈上、下的洁治术是牙周炎的基础治疗，也是最主要的治疗。由于排列不齐引起咬合创伤的牙齿，可去医院调整咬合关系。对于增生的过长牙龈以及牙周袋内的异物与肉芽，可请医生采取手术治疗，通过牙龈切除术、牙周袋内壁刮除术以及翻瓣术等方法去除，以达到消除牙周袋、防止牙周病加重的目的。必要时还需行松动牙固定术。

 为什么要洁牙

这里所说的洁牙特指牙齿洁治术，即使用专门器械对牙齿各面进行全面细致的清洁，去除一切不该有的附着物，如牙石、软垢、色斑等。有人可能会说："牙面上这些附着物并未使我的牙受到损害，牙不痛也不松，为何要花钱花时间去口腔医院洁牙呢？"这其实是一种误解，因为牙齿的两大疾病——龋病和牙周病都与牙齿表面的这些附着物有直接或间接的关系。

牙石是由附着在牙齿表面上的菌斑和软垢、食物残渣等钙化而成，因坚硬如石而得名。牙石的外观类似烧水铝壶中的水垢，一旦形成，难以去除。牙石的危害在于它本身的机械刺激作用和其中细菌及其代谢产物的化学刺激作用。牙石的机械刺激作用表现在压迫牙齿周围的软组织，造成牙龈退缩、牙根暴露，从而导致牙齿冷热刺激痛；牙石的主要危害来自其中的细菌。不夸张地说，牙石是细菌的大本营，其代谢产物有透明质酸酶、蛋白酶、胶原酶、酪酸盐和硫化氢等，即使是坚硬的牙体组织也会遭其腐蚀，发生龋坏。牙周组织更易遭到激惹和破坏，从而发生牙龈炎、牙周炎，轻则出现口臭、牙龈出血、牙龈红肿，重则发生牙周脓肿、牙齿松动、牙齿脱落。从一定意义上讲，牙石是导致龋病、牙周病发生的最主要因素，及时清除牙石是预防龋病、牙周病的最主要和最基本措施。因此，人们要获得口腔健康、预防龋病和牙周病，必须将洁牙作为一项常规定期的口腔保健工作加以重视，最好一年2次。

吸烟和牙周病有关吗

吸烟的烟雾对牙龈有直接的刺激作用，不同品种的烟其烟雾成分不同，如雪茄烟比纸烟的非游离尼古丁浓度高，更容易穿过口腔黏膜造成损害。因大部分尼古丁是经肺泡吸收入血的，吸烟组人群牙槽骨丧失较多的原因也可能是吸收到全身的尼古丁所致。

吸烟是牙周病尤其是重度牙周炎的高危因素，吸烟者较非吸烟者牙周炎的患病率高、病情重，失牙率和无牙率均高。研究表明，静止期中牙周病的复发与吸烟有关，并与吸烟的量相关。重度吸烟者（＞10支/日）疾病进展较快，戒烟者较吸烟者的危险性低；牙槽骨的吸收程度与吸烟量有关，与非吸烟者相比，轻度吸烟者发生严重牙槽骨丧失的危险比值比为3.25、重度吸烟者达7.28。由于吸烟增加了附着丧失和骨吸收的危险性，使牙周组织的破坏加重，因而吸烟状况可作为评估个体牙周炎危险度的一个关键指标。

吸烟导致牙周病的发病机制尚未明了，但普遍认为吸烟影响局部的血液循环和机体的免疫功能，尤其是削弱口腔中性粒细胞的趋化和吞噬功能。许多研究表明，吸烟不仅改变中性粒细胞的功能，而且减少血清IgG、IgM和sIgA。吸烟降低局部氧张力，有利于某些致病菌的生长，吸烟者龈下菌斑中的伴放线杆菌、牙龈卟啉菌、福赛类杆菌的检出明显高出非吸烟者。吸烟者口腔卫生一般较差，牙面菌斑堆积多，牙石形成增加，牙龈退缩。吸烟抑制成纤维细胞的生长并不易附着于根面，影响创口愈合。吸烟还抑制成骨细胞，导致骨质疏松和骨吸收。吸烟者经非手术或手术治疗后，疗效较非吸烟者差。

因而，无论从牙周病的预防还是治疗角度都应倡导戒烟。

如何防治口臭

有些人在说话时，口腔里往往散发出一种特殊难闻的气味，这就是口臭。口臭者不但自己感到不舒服，也常常使他人感到厌恶，青年口臭患者尤其苦恼。

口臭是一种很常见的口腔疾病，产生的原因主要有以下几个方面。

（1）**口腔不卫生**：不刷牙、不漱口或刷牙马马虎虎的人，口内食物残渣长期积存，在细菌的作用下发酵腐败分解，产生吲哚硫氢基及氨类物质，放出一种腐烂的恶臭。有些戴义齿的人不注意义齿清洁，义齿缝隙食物残渣滞留发酵，口腔内也会有气味。

（2）**牙周疾病所致**：牙周组织经常处于炎症状态而肿胀出血，致使牙龈溃烂流脓，也易产生一种腐败的脓臭气味。

（3）**全身性疾病所致**：有些口臭是由于身体其他部位的疾病引起，如消化不良、化脓性支气管炎、肺脓肿等，都会经消化道或呼吸道排出臭味，产生口臭。此外，鼻咽部及鼻腔疾病，如化脓性上颌窦炎、萎缩性鼻炎等，也可导致口臭。

口臭的防治：首先，要养成良好的卫生习惯，早晚刷牙、餐后漱口，定期洁牙，及时清除口腔中的腐败物质，确保口腔清洁；其次，要定期进行全面的体格检查，及时发现并治疗有关器质性疾病，如牙周炎、牙龈炎、上颌窦炎、消化不良、糖尿病等。只要找到引起口臭的原因，通过口腔卫生保健和疾病治疗，口臭是可以消除的。

 ## 使用牙线清洁牙间隙

牙线是较好的洁齿工具，牙线是用尼龙线、丝线或涤纶线制成的，有助于邻面间隙或牙龈乳头处的清洁，特别对平的或凸的牙面最合适，对清除牙间隙的食物残渣和牙齿邻面菌斑有较好的效果。

牙线具体使用方法：①50厘米长牙线1根，两端缠绕在双手中指上，间距15厘米；②清洁右上后牙间隙时，用右手拇指及左手食指将牙线绷紧，使牙线通过接触区进入牙间隙中，将牙线作颊舌向和颌龈向地来回移动，使牙线在牙颈部牙面上刮动以清除邻面牙菌斑。注意右手的适当姿势，拇指在牙齿的外面，协助将面颊牵开；③清洁左上后牙间隙时，转为左手拇指和右手食指执线，方法同上；④清洁所有下牙间隙时，可用两手食指执线，将线绷紧压入牙接触点之下。

使用牙线的注意事项：①两指控制牙线的距离应超过3.5厘米；②不要强行用力将线压入牙间隙，有紧而通不过的感觉时，可在牙齿接触面处用拉锯式的前后移动轻柔地让线滑入间隙；③牙线可移到牙龈沟底以清洁龈沟区，但不能进入牙龈组织以免引起牙龈不适、疼痛或出血；④用两手指将牙线在每侧牙面上刮4~6次，直到牙面发出"吱吱"声，牙面清洁为止；⑤当牙线磨损或污染时，可转动中指，放出另一段完好的牙线继续使用；⑥开始用牙线可能会手指笨拙，花费时间多，通过不断练习，会增加熟练程度和提高效果。

第四章

口腔黏膜疾病

第四章 口腔黏膜疾病

口腔黏膜病常见、多发。有反复发作、疼痛、治疗困难等特点，特别是某些斑纹性黏膜病，如口腔黏膜白斑、扁平苔藓等有恶变潜能，更需引起我们的关注。

口疮是怎么回事

口疮是口腔黏膜上反复出现的小溃疡，又称"口腔溃疡"或"复发性阿弗他溃疡"。初起时口腔黏膜上有小米粒大小的水疱或充血面，并迅速自行溃破形成2~5毫米大小的圆形或椭圆形、边缘整齐的溃疡，周围显红晕。1~2个或多个，在口腔黏膜的部位不定，以上下唇内侧、舌边缘或颊黏膜等部位较常见。长口疮后很痛，尤其在吃饭、说话或舌头活动时疼痛加重，同时伴有烧灼样的感觉，唾液增多。所幸其有自愈性，通常1~2周自愈，但可复发并可能伴随终生。

很多患者因担心其发生癌变而就诊，但目前来看这种担心是多余的，因为尚无复发性阿弗他溃疡恶变的报道。

发生口疮的病因复杂，目前认为其是一种自身免疫性疾病，与细胞介导的免疫反应有关，在以下几种情况下容易诱发此病：①刷牙不当或咬伤口腔黏膜，吃带刺、过硬的食物，龋齿或牙残根刺激口腔黏膜；②消化不良、便秘、肠道有寄生虫；③内分泌紊乱，如妇女在月经期容易发病；④特殊的细菌感染；⑤睡眠不足，生活规律突然改变或精神压力大，受刺激、焦虑等；⑥某些营养素如铁、锌、铜、维生素 B_{12}、叶酸等缺乏；⑦某些患者存在遗传倾向。

口疮治疗主要通过止痛和缩短发病时间及防止复发。治疗以局部消炎止痛、促进溃疡愈合为主。全身则针对具体病因，以调节免疫功能或中医中药治疗为主。用口腔溃疡药膜贴敷溃疡面上，每日3次，有消炎、止痛、保护溃疡面及促进溃疡愈合的效果。常用的止痛方法有：①普鲁卡因含漱液含漱，也可在吃饭前用棉球蘸1%~2%奴夫卡因敷贴口疮4~5分钟以减轻进食引起的疼痛；②用冰硼散、西瓜霜、青黛散喷敷于溃疡面，一天2~3次，或口服多种维生素均有助于缩短疗程。目前，国内外也有较多激光治疗口疮的报道，所用的激光有He-Ne激光、Nd:YAG激光、半导体激光等。由于激光有明显的镇痛作用且有加速溃疡面愈合的功效，因此应用逐渐广泛。但是，目前任何单一的治疗都不能完全奏效，应仔细观察，找出每次发病前与长口疮有关的病因或发病规律，针对病因采取综合防治。

扁平苔藓

扁平苔藓是一种发生在皮肤或口腔黏膜上的慢性炎症性疾病。可同时或分别发生在皮肤、黏膜和指（趾）甲，也可单独发生在口腔，后者更常见。

口腔黏膜上的扁平苔藓呈白色的枝条状或网纹状，部分黏膜发红或糜烂，病损黏膜柔软、弹性基本正常，患部有粗糙感和轻、中度刺激痛，一般左右对称，好发于颊、舌部，时轻时重。有的患者无自觉症状，常为偶然发现，或经医生检查而发现；部分患者有木涩感、烧灼感，遇冷热辛辣等厚味刺激可产生疼痛，尤其在进食时食物接触黏膜更为敏感。当上皮剥脱糜烂时，疼痛加重并有自发疼痛，症状轻重亦因人而异。

1%左右的患者有癌变可能，尤其在口腔扁平苔藓伴随"红斑"或"白斑"改变时，一定要提高警惕！

扁平苔藓可能与免疫反应、系统性疾病（如慢性肝炎等）、细菌或病毒感染、激素水平失调、精神紧张、血液黏稠度升高、微循环障碍等有关。

轻型的不必治疗，但要注意观察；重的可用中西医结合方法治疗，以调节免疫水平、改善微循环。局部可用激素封闭、维A酸药膜等，还可以涂擦鱼肝油制剂、口服维生素A或β-胡萝卜素。

口腔白斑

口腔黏膜上出现白色斑块需要引起警惕。

口腔白斑是一种不能诊断为其他疾病（如水肿、白色念珠菌病、扁平苔藓）、显微镜下黏膜上皮出现过度异常增生的疾病。一般无痛，往往被患者忽视，但它有可能发展为癌，因此大意不得。

白斑是由局部因素和全身因素共同作用引起的。局部因素包括吸烟、饮烈性酒、嚼槟榔、尖锐残根刺激、烫伤、白色念珠菌感染等，这些因素致局部黏膜的抗病能力降低。全身因素包括微量元素如锰、锶等的含量异常、微循环障碍等。白斑治疗首先要去除局部刺激因素、戒烟，维生素A、维A酸可局部涂抹，必要时手术切除。同时要定期到医院复查。下述情况白斑容易发生癌变：年轻女性；不吸烟，找不到刺激因素；软腭舌根部伴有溃烂的白斑。

一旦怀疑患者患有某种癌前病变时，组织病理活检仍是金标准。除此之外，临床上还有很多无创的筛查方法，如自体荧光检查法，使用荧光照射患者病变部位，有癌变的组织会出现荧光缺失；甲苯胺蓝染色法，染上蓝色的部位提示有恶变的可能；脱落细胞镜检法，该方法为医师在病损表面轻轻刮取一些脱落的细胞，染色后进行镜下观察，即可发现有无恶变细胞。但以上方法均存在假阳性可能。

干燥综合征

干燥综合征的滋味真不好受，眼、鼻、口等处都感到干涩难受。该病并不罕见，据推测每200人中就有1人有此疾病，该病多起病徐缓且初期症状不典型，有的以反复角膜炎发作为初发表现，有的以龋齿为主要症状，有的则以腮腺反复肿大为病症，故极易被疏忽。

干燥综合征常发于50岁左右的绝经期妇女，其主要表现是口腔干燥、眼鼻干燥和关节疼痛。口干由唾液分泌显著减少造成，同时可出现舌苔消失现象，牙齿则因缺乏正常的唾液冲洗和其他生化作用而变得十分容易患龋。眼干由泪液分泌减少所致，在此基础上可发生眼异物感、结膜炎、角膜炎。干燥综合征患者常伴有关节疼痛、清晨关节僵硬等症状。患病妇女亦常伴有白带消失、外阴及阴道分泌物减少、阴道黏膜萎缩干燥。不少患者还有皮肤干燥、多屑、瘙痒，有的连汗液也会减少。如果鼻腔内的分泌物过少，会导致萎缩性鼻炎，导致患者鼻臭、鼻塞、闻不到气味等症状。总之，干燥综合征的基本特征是身体内的一切外分泌腺破坏，所有的外分泌液包括唾液、泪液、鼻咽分泌液、胃肠道消化液等严重减少。现在发现以腮腺或颌下腺反复肿大为首发症状的干燥综合征患者并不少见，尤其是中老年女性。

干燥综合征的治疗以中医、免疫治疗加局部对症治疗为主。

 唇炎的防治

唇炎是发生于唇部的炎症性疾病的总称，是生活中比较常见的疾病。很多人在患有唇炎的初期，由于对唇炎知识不太了解，以至于没有得到及时治疗。

（1）**过敏性唇炎**：常有服药或接触其他致敏性物质的病史，发病急骤，可有局部灼热发痒、充血起疱、肿胀渗出、糜烂和疼痛，患者常有过敏病史。应明确并隔离过敏源，可解除症状，防止复发。可酌情给予抗组胺药或激素类药物。

（2）**肉芽肿性唇炎**：病因不明，病损多从一侧开始，缓慢持久向另一侧发展，最终呈弥漫性肿胀，肥厚而有弹性。早期触之柔软无压缩，不出现糜烂溃疡。患者自觉有厚胀感，可有轻微发痒，早期皮肤潮红，日久呈暗红色，部分患者伴有裂纹舌或面瘫。治疗可服用或局部注射皮质类固醇药物，对皮质类固醇疗效不佳的患者或为避免长期应用皮质类固醇引起的副作用，可选用抗生素类药物、抗组胺药、中药或采取手术治疗。

（3）**光化性唇炎**：因过多接受日光照射而引起的唇部黏膜损害。急性发作的光化性唇炎，整个唇部水肿充血明显，灼热刺痛，可伴有水疱、糜烂、渗出结痂等。慢性光化性唇炎唇部反复持续损害，症状逐渐加重，表现为干燥脱屑、肿胀、黏膜增厚。局部治疗可用3%氯喹软膏、5%二氧化钛软膏等。唇部有渗出时可湿敷，干燥脱屑型可局部涂布激素类或抗生素类软膏。

（4）**口角炎**：是上下唇联合处口角区发生的各种炎症的总称，病损多由口角黏膜皮肤连接处向外扩散发生，多由营养不良、维生素缺乏、感染等所致。临床表现为上下唇联合处潮红充血、皲裂糜烂、渗出结痂、张口裂开，可有出血，可伴继发感染，引起灼热疼痛。避免刺激因素，纠正舔咬唇部的不良习惯。对真菌感染性口角炎可用氟康唑等抗真菌药物，对细菌感染性口角炎可用抗生素软膏。

如何防治口腔黏膜病

口腔黏膜病的发病常见于老年人，其原因是多方面的：一是相当一部分老年人戴有不合适的义齿，易引起托牙性口炎等疾患；二是有些老年人有不利于口腔保健的习惯，像刮舌苔、喜吃烫辣食品、嗜烟酒等；三是口腔黏膜与血管弹性下降、腺体分泌功能减退等导致抗病力降低。了解一些常见口腔黏膜病的知识，将有助于老年患者防病治病。

托牙性口炎较常发生于佩戴全口义齿的老年女性患者，患病

第四章 口腔黏膜疾病

部位常位于上颌牙托与腭侧接触的黏膜。用硅橡胶制的牙托更容易导致托牙性口炎的发生。另外，个人卫生习惯也是影响发病的主要因素。牙托上附着的真菌是主要的致病原因，因此用2%氯己定或制霉菌素清洗、小苏打水浸泡牙托可达到抑制真菌、治疗此病的目的。

口腔黏膜的过角化症是一种均匀的灰白病损，边界不清，大多与嗜烟酒、刮舌苔等不良习惯有关，只要戒除这些习惯，便会自愈。如果黏膜上出现的一些较局限、边界清楚而稍高出黏膜面的白色斑块或边界较清晰的天鹅绒样鲜红色斑片，一定要有所警惕，因为有些白斑及红斑有转变成癌的危险。

扁平苔藓较多发生于年长女性，在两侧颊黏膜上出现树枝状的白色条纹，如果没有发生糜烂，经过中西医结合治疗效果较良好。但在治疗同时要注意去除思想上的负担，安排合理的娱乐、休息与饮食，这样效果会更理想。

较常见的口腔黏膜肿瘤是龈、舌及唇的鳞癌，当口腔黏膜出现长达一个月仍未愈合的溃疡时，要特别留意，必要时应由医生取活体组织检查以确诊。早期发现，早期治疗，效果肯定。

第五章

牙齿缺损和缺失的修复

第五章 牙齿缺损和缺失的修复

牙齿的缺损和缺失是口腔内的常见病和多发病，会造成患者咀嚼、语言，甚至吞咽功能的障碍，直接关系着人们整体健康和心理健康。如果未能及时修复，还会引起一系列的并发症，甚至造成整个口颌系统功能紊乱。因此，让广大患者认识到牙齿缺损和缺失的危害，了解义齿的种类和选择以及注意事项，积极地进行早期修复，终止疾病的发展，对于保持口颌系统和整个身心的健康有着重要的意义。

缺牙后为什么要及时镶牙

很多人认为牙齿掉了，只是吃东西的能力下降了，只要不疼，就可以不管它，这种认识是错误的。恒牙缺失后，应在缺牙处的牙龈愈合后及时镶牙。牙齿缺失越久，缺失数目越多，对自身的不良影响越大。这是因为，牙齿缺失后会降低咀嚼能力，食物未经充分磨碎而进入胃肠道，造成胃肠道负担加重，长期持续可引起慢性胃肠炎、消化不良等全身疾病。前牙缺失还可影响说话时的准确发音，如果缺牙较多会使唇部塌陷，以致显得面容衰老。此外，缺牙时间长，对颌的牙齿会因缺乏阻挡，慢慢向缺隙处伸长，两旁牙齿则向缺牙空隙处倾斜，导致咬合错乱，甚至引起颞颌关节紊乱（如关节弹响、关节疼痛、张口受限等），给以后的镶牙带来困难，甚至无法镶牙。缺牙后长期不镶牙，缺牙处的骨质会因缺少功能刺激而萎缩，骨量变小，骨质疏松，给镶牙带来困难。

缺牙后多久镶牙最合适

牙齿缺失后多久就可以镶牙了呢?一般情况下,局部骨组织在拔牙后2~3个月愈合改建基本稳定(前牙2个月,后牙3个月),此时就可镶牙。通俗地说,就是要等拔牙后留下的伤口愈合了,长平了,镶的牙才稳定,牢固。如果创口没长好就去镶牙,由于牙槽骨的吸收,拔牙创口还在变化,义齿与牙龈组织间会出现间隙,造成食物嵌塞、口臭、义齿松动而不稳固,就要修理,或者可能会要重新再镶。如果年龄偏大或身体体质差需要适当延长,有些老年患者长达半年才能基本愈合。有系统疾病(如糖尿病)的患者延长的时间可能更多。另外,也要看拔牙时创伤的大小、牙根在牙槽骨内的长度等。

新的观点认为,缺牙后越早镶牙越好。可以在拔牙后,立即镶上一副暂时牙,既可保护伤口愈合,又可部分恢复缺牙功能,待拔牙创口完全长好之后,再做永久性镶牙。

如何选择义齿

义齿俗称"假牙",义齿的种类一般分为活动义齿、固定义齿、种植义齿,各类义齿又有其相应的适应证和特点,患者可以根据自己的缺牙情况和经济能力,选择适合自己的义齿就好。

(1)活动义齿:即患者可以自行摘脱、便于清洁的义齿,通常是利用剩余天然牙或黏膜作为支持，依靠卡环和基托戴稳义齿。它的优点是适应范围较广，可修复一个至多个缺牙，能自由取戴，有利于口腔清洁卫生，不需过多磨除邻近的牙齿。缺点是体积一般较大，有异物感，有时会影响发音，有金属卡环外露，影响美观，初戴时还会感觉不舒服，需要一段时间适应才能习惯，这种类型的义齿一般不能承受较大的咬合压力，咀嚼功能稍稍差一些。

（2）**固定义齿**：包括牙冠和固定桥。固定桥由桥体和固定在缺牙相邻的牙齿上的牙冠组成。将义齿的牙冠直接粘固在已经根管治疗的牙根上或缺牙区两侧的健康牙齿上。固定义齿通常使用金属、全瓷或烤瓷制作，外形美观，颜色可根据邻牙的颜色进行调配，仿真及仿生效果好，咀嚼效率高，体积小巧没有明显的异物感。但由于其结构的特殊性，需要磨除一定量的牙齿组织，而且对患者年龄及患者的口腔状况有着较高的要求。适用于缺牙少，且余留牙坚固的患者。相对活动义齿而言价格较高。

（3）**种植义齿**：又称种牙，是通过手术方法将种植体（人工牙根）植入缺牙区的牙槽骨内，3~6个月后，种植体与骨结合在一起之后，再在上端装上义齿。这种方法的优点是无须磨两侧健康牙，修复后的义齿咀嚼效率高、美观舒适、稳固牢靠、无异物感；缺点是手术费用较高且有一定的风险；全身健康状况不佳、不能耐受手术的人不宜选择种植牙。由于种植义齿是植于骨内，所以缺牙区牙槽骨的质和量就是制约种植义齿成功与否的关键。骨量不足时通常还需要植骨后才能种牙。

缺牙后能立即镶牙吗

缺牙后可以立即镶牙，即镶即刻义齿，即刻义齿又称预成义齿，它是一种在患者口内天然牙尚未拔除前预先做成，当牙齿拔除后立即戴入的义齿。包括固定义齿、活动义齿两类。其优点主要包括：患者在牙齿拔除以后，立即戴上义齿，可保持面部外形、语言和咀嚼功能；不影响患者正常生活、工作和社交，保持着原有咬合关系和颌间距离，便于建立义齿的颌位关系；压迫止血、保护伤口、减轻患者疼痛、促进伤口愈合，保护已磨改过的余留牙，减缓牙槽嵴的吸收，因拔牙后立即戴入义齿，恢复了生理性功能刺激，防止牙槽骨废用性萎缩，还可防止舌体扩大。

新的修复观点认为患者应无缺牙期，因而即刻义齿现在已经成为拔牙后过渡时期的一种重要镶牙方法，也称暂时义齿。

 ## 牙齿断了能修复吗

牙齿折断常由外伤导致，影响咀嚼功能，多伴发疼痛，前牙影响美观。那么牙齿折断能修复吗？基于不同情况需进行不同的处理。

如果折断的部分较小，局限在牙齿的 1/3 以内，折断后也没有明显的疼痛症状，或仅有轻微的冷热刺激反应，这时候可以采用充填治疗，也就是补牙的办法解决。目前补牙大多数使用高强度的树脂材料，可良好地恢复牙齿外形与功能。

如果牙齿折断部分比较大，牙齿剩余部分露出鲜红色的牙髓组织，触碰有明显的疼痛，这种情况就需要首先进行去髓治疗，即先把牙髓（也就是常说的牙神经）去除，再用人工材料把原来牙髓所在的根管填充起来，避免以后出现疼痛症状。牙髓处理完之后，一般采用牙冠修复来恢复断牙的外观与功能，可选择的有金属牙冠、烤瓷牙冠、全瓷牙冠等。

如果牙齿折断的更多，已经超过一半，或仅剩牙根了，还是可以修复的。在上述牙髓治疗的基础上，在牙齿的根管里插上一根桩，可选择金属桩或纤维桩，然后用树脂恢复牙齿的外形，在此基础上再用牙冠恢复断牙的外观和功能。

更为严重的牙齿折断是折断部分已经到达牙龈以下。如果断面在龈下较浅，还是可以采用上述桩加牙冠的方式修复，但是修复的外观效果以及牢固程度要受一定影响。如果折断部分较深，或者牙根出现裂纹，那么牙齿就没有保留价值了，需要拔掉后根据具体情况行活动义齿、固定义齿或种植义齿修复。

牙齿折断的情况是复杂的，很多外伤的牙齿尽管看起来只是掉了一小部分，其实牙根内可能已出现折断或裂纹。因此，无论牙齿折断看起来严重与否，都需要尽快到口腔医院或正规牙科诊所就诊，由医生判断损伤情况并制定对应修复方案，避免错过最佳治疗时机。

什么情况下需要做牙冠

牙冠常被称作牙套，根据不同材料分为树脂冠、金属冠、烤瓷冠、全瓷冠，根据对剩余牙体组织覆盖程度不同分为部分冠和全冠。牙冠可以说是目前最常见的修复类型，一般用于以下情况。

（1）由于龋齿或外伤等原因，牙齿出现大面积的缺损，采用常规充填治疗、也就是补牙的方法，无法恢复外形与功能的情况下常采用牙冠修复。

（2）接受了根管治疗的牙齿，由于缺少牙髓组织的血供，牙体组织成分发生变化，与正常牙相比较脆，在行使咬合功能过程中有存在牙齿折裂的可能，因此目前常规预防性的制作牙冠进行保护。

（3）隐裂牙，以后牙最为多见，其表面有不易发现的裂纹，一般伴随牙齿敏感症状，如遇到较大的咬合力极易发生牙折，因此也需要制作牙冠保护。

（4）严重磨损的牙齿，大多由于不良习惯或夜磨牙等原因导致，表现为牙冠短小，严重的导致面型改变，如面下三分之一变短、鼻唇沟加深等，更为严重的还有咀嚼功能障碍及颞下颌关节紊乱病等症状，采用牙冠恢复原始的形态与功能是常用修复方式。

（5）前牙不美观，包括氟斑牙、四环素牙、过小牙、扭转牙、牙齿排列不齐等，大多数也可以采用牙冠修复的方式改善外观与功能。但需要强调的是，牙冠修复需要对牙齿进行大量的磨切，是一种有损伤的治疗方式。因此，针对美容需求的牙冠修复，治疗前必须进行严谨的诊断、设计与效果预测，医患双方基于牙齿损伤后果与修复需求及效果进行充分沟通，在此基础上才能开始治疗。

为什么戴义齿吃东西不香

有患者说戴义齿吃东西不香，有这样感觉的人通常是戴用全口义齿的患者。

味道的感觉是由酸、甜、苦、咸四种基本味觉组成，接受味道刺激的感觉器叫味蕾，正常成年人有1万多个味蕾，主要分布在舌背的三种乳头内，软腭、会厌和咽后壁等处也有少许。正是在这样一个神经丰富的味觉交叉网中，四种基本味觉经适当组合，可使我们体验到中外名菜的千百种味道。

味蕾是通过物理和化学两个过程接收味道刺激的。要真正品尝食物的味道，必须让食物与味蕾有最大面积的接触，食物被嚼得越碎，刺激性物质就越能充分溶于唾液，广泛弥散，与味蕾发生大面积接触。而戴全口义齿后，由于咀嚼的力量不够，不可能将食物嚼得很碎，使刺激性物质与味蕾的接触受到一定限制。更主要的是自然牙齿根部有许多触觉感受器能判断上下牙齿间食物颗粒的大小，颗粒过大，这些感受器通过神经传导可反射性地抑制吞咽活动同时刺激咀嚼肌的收缩，直到食物被嚼得更碎。牙齿脱落后这种判别能力丧失，很大的颗粒就能一起吞咽。

食物中不同的化学结构可以通过改变口腔中不同酶的活性而引起味觉。酶本身是一种蛋白质，它的活动对环境条件有苛刻的要求，尤其是温度。有的食品热时吃起来更香，有些食物凉时吃起来才有味道。全口义齿都借助一个很大的塑料托放在嘴里，掩盖住了大量的味蕾，阻断了温度的传递，戴全口义齿的人当然也就体会不到食物的真实味道了。

活动义齿戴牙疼痛怎么办

活动义齿戴牙后经常出现疼痛症状，这时候需要明确疼痛的部位和原因，进行有针对性的处理。

活动义齿戴牙后最常见的是黏膜压痛。由于大部分镶活动义齿的人剩余牙齿较少，咀嚼的力量需要牙槽骨上的黏膜负担，所以刚开始戴活动义齿的患者，出现较大面积的、轻微的黏膜压痛是正常现象，只要坚持戴用，随着黏膜的适应，疼痛一般会逐渐消失。因此初戴义齿不宜吃较硬食物，应先练习吃软的食物，利于黏膜逐渐适应。但是，如果疼痛程度较重，疼痛的位置也比较局限，严重的甚至出现黏膜溃疡的情况，可能是由于义齿的边缘过长、过锐，或者义齿与牙槽骨黏膜不匹配、不贴合导致，也有可能是牙槽骨存在骨尖、骨突等原因。这种情况下必须到医生处就诊，进行有针对性的处理。需要注意的是，就诊的前一天最好坚持戴义齿，以便医生准确找出疼痛的位置与原因。

活动义齿戴后也有可能引起口内其他余留牙的疼痛。如果是义齿戴入初期就出现其他牙齿的疼痛，一般是因为义齿的部件对该牙施加了过大的力或侧向的力，这种情况必须及时返回医生处进行处理。如果是义齿戴用较长一段时间后出现了其他牙的疼痛，可能是因为活动义齿使用过程口腔卫生维持不佳，导致义齿邻近的牙个体出现龋坏等问题。因此，要求活动义齿在饭后必须及时取出清洁，口内剩余真牙与义齿邻近部分也需要清洁，避免发生龋坏。

需要强调的是，活动义齿戴入后，如有不适，应及时复查、修改，切勿自行磨改，也不宜长期不戴，否则因口腔内组织的变化可能导致义齿无法使用。戴义齿后，即使无明显症状，最好每隔一年复诊检查一次，以利于维持口腔健康并延长义齿使用寿命。

此外，维生素C缺乏、白色念珠菌感染等因素也都能引起义齿区的黏膜疼痛，需分析情况对症处理。

戴义齿疼痛与维生素缺乏有关吗

老年人戴活动义齿后疼痛，原因较多。如义齿设计不合理，咬合力分布不平衡，制作粗糙，或牙槽尖突锋锐等，这些都是局部因素。但是，临床上也有另一类患者，他们并无局部因素，可戴上义齿后也会感到疼痛不适，这种情况往往与维生素缺乏有关。有人做过这样的临床实验，让没有局部原因而出现疼痛的戴义齿患者口服维生素C和复合维生素B，每日3次，同时建议他们多吃水果、蔬菜、蛋类、肉类等食品。4周后，这些患者大多数疼痛症状消失或明显减轻。为何维生素缺乏会导致疼痛呢？专家们认为，关系最大的是维生素C缺乏，维生素C可对胶原纤维的形成产生影响，胶原纤维是口腔软组织中承担咬合力量的主要组织，维生素缺乏时胶原纤维形成障碍。其结果是承担牙托区组织出现萎缩或炎症反应，这种炎症反应可引起感觉异常或受力时疼痛。严重维生素缺乏时，炎症渗出加重，经常出现局部组织水肿等症状。

除维生素C外，维生素A缺乏外可影响口腔黏膜上皮细胞的代谢功能。维生素 B_1 缺乏，常影响消化液的分泌。维生素 B_2 缺乏，易发生唇炎、口角炎。钙质缺乏，可使骨骼出现代谢障碍，牙槽骨吸收加快。这些，都会是戴活动义齿后不适和疼痛的原因。因此，凡属原因不明的戴义齿疼痛者，应在牙科医生指导下试行维生素治疗。

怎样使用和保护活动义齿

有些初戴义齿的人，可能有异物感，甚至恶心，说话时发音不清楚，其实，戴用义齿需要有一个适应的过程，耐心使用，几天后渐渐就习惯了，一副义齿即使制作质量好，如果使用与保护不当，就会缩短使用年限，所以正确使用和保护义齿是很重要的，尤其是对活动义齿应倍加注意。

初戴活动义齿的人，应先吃软食，待几天适应后再吃硬食，逐渐增加咀嚼负担，尤其是口腔条件差，适应能力弱而又有不良咬合习惯的老年人，不宜过早地咀嚼硬性食物。吃黏性食物时，要防止义齿被粘掉或误咽下。取戴活动义齿时应顺一定的方向，不能用强力推压或咬压方法戴入，以免损伤基牙和牙龈，或使义齿人工牙折断或损坏。

初戴义齿后如果感到疼痛不适，不要勉强戴，也不要自行修理，要及时找牙科医生修改，在去医院前半天就可以将义齿戴上，这样受压的疼痛部位就会有明显的压痕，以便医生能准确地进行修改。义齿初戴后，一般需要修改1~2次。间隔时间太长不戴义齿，临近的牙齿就会移位，牙槽骨也会吸收变形，再戴时不易就位，就要做较大的修改，甚至重做。

活动义齿戴一段时间后可能松动，要请医生检查是否卡环过松或牙槽骨吸收，针对原因收紧卡环或补垫处理。经过几年甚至十几年，牙槽骨吸收和义齿颌面磨平，或因塑料老化等致使义齿不合用时，也应请医生修改或重做。义齿折断可以修理，卡环脱落也可以重新制作，但要把损坏的义齿保存好，拿去请医生修理。

平时饭后应将义齿取下来用清水刷干净，以免食物残渣沉积在义齿的组织面，刺激黏膜。睡前应将义齿取下，可以让压迫的牙槽黏膜和邻牙得到休息，改善血液循环，有利于组织的健康，同时可使用唾液冲洗义齿与真牙的接触区域，减少邻牙龋病的发生。

活动义齿是用塑料制作的，因此平时不戴义齿时，应泡在冷水中，防止变形，不要用酒精或热水浸泡义齿，更不能用水去煮义齿，否则将使塑料变色、变形，且易老化、折断。

如果义齿脏了，可用牙刷牙膏将污斑刷掉，洗刷时要顺着牙缝的方向轻刷，不要使用太硬的刷子横刷，以免义齿磨损，影响义齿的美观和坚固性。另外应注意，取出刷洗时，不要掉在地上，以防止折断破裂。

无论是戴用哪种义齿，都应定期进行口腔检查，凡是还有自然牙和种植牙的患者每年至少要洁一次牙，防止因菌斑、牙石造成余留牙的龋坏、牙周炎或种植体周围炎，影响义齿的使用寿命。

最后，义齿设计不合理，制作过程粗糙简陋，对义齿使用的寿命也有直接影响。

如果我们能注意上述问题，一副义齿，不论是固定的、局部活动的还是全口的，它们的寿命一般能达到10年左右。

如何选择义齿材料

制作义齿的材料，目前可分为贵金属、非贵金属、塑料和陶瓷材料。

（1）**贵金属材料**：主要是金、铂等惰性贵金属材料。主要用于制作牙冠固定桥和活动义齿的支持部分，由于在口腔内长时间后不会产生化学反应，比非贵金属材料更安全，生物相容性好；这类金属硬度与牙齿硬度接近，故对真牙磨损较小，且加工性能好，可以精确成形，但是价格比较高。

（2）**非贵金属类义齿材料**：最常见的是镍铬、钴铬、钛合金和纯钛等非贵金属材料，作用与贵金属相同，优点是坚固耐用，价格比较实惠，应用范围广泛。钛类材料具有良好的生物相容性，但通常硬度较高。

（3）**塑料类**：常用的是丙烯酸类树脂。广泛应用于制作活动义齿的人造牙、基托，也可作为修改义齿的材料。易于加工成形，价格便宜，用途广泛。

（4）**陶瓷类**：包括烤瓷和全瓷。烤瓷牙是先用合金制成金属基底，再在其表面覆盖与天然牙相似的瓷粉，在真空高温烤瓷炉中烧结熔附而成，因而有金属的强度和烤瓷全冠的美观，但在受到大的咀嚼力时可出现崩瓷现象。全瓷牙是内冠不再使用金属，而采用与牙齿颜色相近的高强度瓷材料制成，因此较金属基底烤瓷修复体更美观，半透明度、硬度与天然牙近似，修复后牙龈边缘表现更加自然，仿真效果较烤瓷牙更好，且具有对周边组织无刺激等优点，已被广泛用于临床，尤其在前牙修复时常被选用。

选择义齿材料，主要考虑功能需求和价格。前牙以美观为主，首选全瓷，贵金属烤瓷次之，非贵金属烤瓷再次之；后牙以功能为主，金、铂首选，全瓷次之，烤瓷再次之；活动义齿支架基板则以钛合金首选，钴铬合金次之。

镶牙时是否都需要拔除牙根

牙根是牙齿埋在骨头（牙槽骨）里的部分，它与牙槽骨之间有一层纤维软垫，叫牙周膜。当我们咀嚼食物时，牙周膜就会缓冲牙齿的咀嚼力，保证牙根与牙槽骨之间不会因为硬碰硬而受伤。其次，牙周膜中还有许多感觉神经，食物的软硬、牙齿的受力大小等信息通过感觉神经传递到大脑，大脑就会根据这些信息适时调整咀嚼肌肉咬合力量的大小，既能很好地嚼碎食物，又不致使牙齿出现疼痛、受伤。另外，牙根拔除后牙槽骨就会塌陷、萎缩，使面形外观苍老，并给义齿修复带来困难。由此可见，牙根及其支持组织（牙周膜、牙槽骨）在咀嚼过程中有着极其重要的生理功能，一旦拔除，不仅失去了自然牙根，而且连接牙根和牙槽骨的组织都会随同消失。就目前的科技水平，包括用人工材料实施种植牙手术，都是无法恢复和模拟的。

一般来说，修复医生希望尽可能多的保留可以保留的余留牙和牙根。

如果单个牙的牙根长度较好，剩余的牙齿组织位于牙龈外，经过完善的治疗后，医生可以在牙根上接一个桩，形成桩核，再在此基础上制作一个牙冠，这样既形态逼真，又由于牙根的存留而具有真牙的感觉和生理功能，同时也保护了两侧的好牙。

如果失牙过多，牙根也有妙用。医生可以在牙根和与其相对应部位的义齿上，安装一对小磁铁或者按扣等被称为附着体的装置，将义齿吸附在牙根上，使活动义齿在咀嚼、说话时不易松动、脱落；同时由于不需要在其他真牙上使用金属卡环而更美观。即使不使用附着体装置，仅仅将牙根治疗后保留在原位，也能分担覆盖在它上面的活动义齿的一部分咀嚼力，减轻对牙床的压迫，并保持牙槽嵴的丰满和高度。当然，"牙根"的病情不同，情况复杂，治疗也有一定的难度，并不能一概而论。

什么是种植牙

什么是种植牙？顾名思义，人们会误以为种植牙是把一只牙齿的"种子"植入嘴里，而后长出一颗新牙。其实"种植牙"是将一颗人工牙根植入到颌骨中，在其上装义齿。种植牙由人工牙根、基台和人工牙3个部件组成，种植牙过程分为两步。第一步是把纯钛制成的人工牙根，准确地植入缺牙区牙槽骨中。经过3~6个月，人工牙根就能和牙槽骨牢固结合。第二步，医生会在人工牙根上面安装基台，再在基台上面安装人工牙，这样就能恢复缺失牙的形态和功能了。纯钛人工牙根是埋在牙槽骨中的，是下部结构和基础；人工牙是暴露在牙龈外面的，是上部功能结构；基台是承上启下的中间连接结构。正是通过这3个部件的精密配合，才能组成这个模拟天然牙齿的、精密的仿生结构——种植牙。

这种方法彻底改变了传统义齿的支持和固位方式，使得义齿所受咬合力直接传递到牙槽骨上，不但提高了义齿的固位和稳定性，而且将咀嚼功能恢复到接近自然牙的水平。此外种植牙还形态逼真、美观、舒适，实现了人类一直向往的"再生长出第三副牙齿"的梦想，所以被公认为现代口腔医学的一项重大成就，被誉为人类的第三副牙齿。

种植牙拥有独立的人工牙根，在修复过程中与传统的缺失牙固定修复相比，不需要借助邻牙，不磨损旁边健康牙齿，减少了对其他天然牙的损害。种植牙适应证广泛，可以用于缺失一个牙和全口牙缺失的各种情况。

种植牙的种类有哪些

在我们考虑做种植牙时，一定会想知道种植牙都有哪些种类，它们都有哪些特点。种植牙主要是根据手术时间、种植体结构和种植体与义齿的连接方式等依据进行分类的。

1. 按种植时间分类

（1）**即刻种植**：即刻种植是指患者在拔牙后立即植入种植体的方法。即刻种植比较方便快捷，能缩短疗程，降低费用，防止牙槽骨的吸收，但因为种植体在拔牙窝内与骨组织不能很好贴附，而且牙龈伤口关闭较困难，所以容易引起感染。

（2）**延期种植**：延期种植是在拔牙后一段时间（一般是3个月后），等牙槽骨的伤口愈合后再植入种植体的方式。这种方法是比较成熟、安全的，可以让牙槽骨恢复到一定的高度和宽度，不容易引起感染和并发症。

2. 按种植体结构

（1）**一段式种植体**：一段式种植体是一种人工牙根与种植基台为一段相连整体的一类种植体。一般情况下在进行一段式种植体手术时，医生会将与骨组织结合的人工牙根和与牙龈组织结合的基台部分一次手术植入完成，因此非常的省时省力，一次进行的种植也省去了患者的不少麻烦，但是由于基台直接暴露在口腔，因此种植牙的基台容易受外力的影响而产生动度。

（2）**两段式种植体**：两段式种植体即人工牙根与种植基台分为两段而不是一个整体的一类种植体。两段式种植体在手术时，人工牙根和与牙龈组织结合的基台是前后分别进行两次手术植入完成的。因此称作两段式种植体，而在基台与人工牙根之间是通过中心螺丝将其相连成为一个整体。两段式种植体的骨结合好，种植牙不容易受到患者口腔环境的感染。目前临床应用广泛的是这类两段式种植体。

3. 按义齿与种植体的连接方式

（1）**固定式种植牙**：是指装在种植体上部的人工牙与种植体之间依靠螺钉或黏结剂牢固地连接在一起，人工牙不能由患者自行取下的修复方式。这种种植牙体积小，咀嚼效率高，戴用稳定，适于单个牙、多个牙以及全口牙缺失的修复。

（2）**活动式种植牙**：是指装在种植体上部的人工牙与种植体之间依靠杵臼、杆卡、磁性等附着体连接，患者可以自由取戴人工牙即义齿部分。其优点是便于种植体周围的清洁，外形美观，但因有基板，有一定异物感，适用于多个牙缺失和全口牙缺失的修复。

 ## 哪些患者能接受种植牙

一般情况下，身体健康的成年人，如果存在单个牙缺失、部分牙齿缺失、全口牙缺失的患者，经临床检查条件符合者均可做牙齿种植修复。此外，颌骨及颜面缺损的患者也可通过种植人工牙根解决修复体的固位和稳定问题。

不过种植牙并不是人人都适合，全身健康状况不良的患者；严重的内分泌代谢障碍，如未受控制的糖尿病；血液系统疾病，如红细胞或白细胞性血液病，凝血机制障碍等；心血管系统疾病，不能耐受手术的；严重的系统性免疫性疾病；妊娠期患者；严重的骨质疏松症、恶性肿瘤、精神不正常者以及高水平用化疗药物、激素、抗凝剂等对骨质的代谢和整合有影响的药物期间者，都不宜接受种植修复治疗。此外，局部牙龈炎症以及附近牙齿的炎症都会影响所种植人工牙根与牙槽骨的结合，甚至导致种植牙的失败，需经治疗，感染消除后方可种植牙。

 ## 什么时候种牙合适

一般来讲，通常应在拔牙、牙槽骨手术或轻型外伤后至少 3 个月以上，骨缺损处恢复、骨质较致密时方可考虑种植手术。但是，各类患者接受种植牙手术时机是不同的，应当根据具体情况选择最佳种植时间。

如果牙齿因外伤而脱落，应在最短时间内去看种植牙医生，因为有些病例可在牙齿缺失的同时立即植牙，即能进行即刻种植；如果牙齿因严重的蛀牙、牙周病或残根拔出，最好在拔牙前首先去看种植牙医生，因为在某些情况下拔牙的同时就可种植牙，可大大简化种植牙程序和手术；如果牙齿缺失已有很多年了，应该去看种植牙医生，看您是否还有种植牙的条件，在种植牙前是否需要做植骨手术以补偿已经萎缩的骨组织。

牙齿缺失后，会在牙槽骨内留下空隙，如果不及时填补，会造成牙槽骨大量流失。许多人拔牙后很长时间不镶牙，牙槽骨就出现萎缩，缺牙时间越长萎缩程度越严重。长期缺牙的人多因为牙槽骨严重萎缩而不得不通过植骨的方式来增加骨量后再做牙种植，这无疑给自身带来极大的不便，所以尽早检查、适时治疗是种植牙成功的黄金法则。

种植牙后有哪些注意事项

种植牙是指在植入的人工牙根上镶装义齿。在口腔医学领域，人工牙就是牙种植体，是通过外科手术将其植入人体缺牙部位的颌骨内，愈合后在其上部修复义齿的装置。

种植牙具有许多的优点，但是有些患者很少考虑种植牙的保健和维护的常识，这一点令口腔医生多了几分不安。种植牙修复后，虽然有种植体作为人工牙根的支持，但它毕竟不是自己的真牙，必须很好地护理，以保证种植体能够使用得更久。因此，有必要对接受种植牙的患者提示如下。

（1）种植牙一般分为两个步骤，第一次是植入人工牙根，第二次是在已经稳固后的人工牙根上镶上人工牙冠。植入人工牙根后，在未拆线前不能戴临时的义齿，待7~10天拆线后，看是否需要修改再决定是否要戴。

（2）在拆线后的3~6个月，注意保护人工牙根，不能用它用力咀嚼，以免牙根松动，使牙根周围新形成的骨受影响，从而影响种植效果，这是保证种植效果极为重要的问题。

（3）在植入人工牙根后应注意口腔卫生，饭后及时漱口，也可用漱口液漱口，每天早晚均应用软毛刷或棉花条清洗种植体基台术区。

（4）镶上人工牙冠后，应逐渐适应增加咀嚼食物的硬度。防止受外力撞击，不宜立刻咀嚼过硬的东西，因为一旦受到撞击就会有伤到人工牙根的可能。

（5）认真执行医嘱，定期回医院复查。

什么是颌面赝复体

颌面赝复是指以人工材料修复患者颌面部难以用自体组织和外科手术方法修复的颌面部缺损的治疗技术。利用硅橡胶、树脂等仿真仿生材料制作的假颌骨、假眼睛、假鼻子、假耳朵等，被称为颌面赝复体，颌面赝复体包括两个方面：颌骨赝复体，主要修复上下颌骨缺损，重建并恢复咀嚼、语言及吞咽功能；颜面赝复体，主要修复面部软组织缺损，恢复患者容貌。利用其仿真、仿生的特点，提高颌面缺损患者的生存质量，帮助患者提升生活信心，并能重新回归社会生活。

由我国颌面修复医生创造的颌面缺损的智能化仿真设计和快速修复技术，可实现颌面缺损的仿真修复、快速修复和远程修复，并引领国际颌面缺损赝复的发展。

第六章

牙齿美白与美容牙科

第六章 牙齿美白与美容牙科

唇红齿白、明眸皓齿是中国古人对于美女的形象比喻。俗话说"貌美牙为先，齿白七分俏"。逢人见面，牙必外露，最能体现人之风采的牙齿健康标准应是：无齿病、整齐、洁白，口中无异味，能进行正常的咀嚼功能。随着社会文明的不断进步，人们物质生活和文化生活条件的不断改善，牙齿保健意识的不断加强，人们已不再满足于牙齿仅能完成咀嚼功能，对于牙齿的美容要求越来越高。

黄牙、黑牙是怎么回事

洁白的牙齿能给人增添美丽，然而也有些人因为自己的黄牙、黑牙而苦恼，那么这些黄牙、黑牙是怎么来的呢？常见的有以下四种情况。

（1）**四环素牙**：小儿恒牙胚发育期，如经常服用四环素、土霉素等药物，这类药物可被吸收到牙体组织内，使牙齿着色，便造成四环素牙，通常表现为牙齿呈黑灰色，症状严重者还可能出现牙齿硬组织缺损。沉积在牙本质中的四环素类药物，因结合部位的深浅而使牙本质着色的程度有所不同，当着色带越靠近牙齿表面，越易着色，牙色也就越深。

（2）**氟斑牙**：一个人如果从出生至 7 岁之间（牙发育矿化期）长期居住在饮水中含氟量过高的地区，就可能出现氟斑牙。氟在牙发育期进入牙胚、沉积在牙胚的釉质层，而造成牙釉质的损害。轻度氟斑牙的牙面是黄褐色斑，重度氟斑牙牙面呈黑褐色斑，并有表面缺损，不光滑，表面釉质易剥脱。

（3）**烟斑茶渍染色**：长期吸烟和喝浓茶的人，牙面上往往有黑褐色的色素沉着。这是烟雾颗粒黏附在牙齿表面而形成的，用刷牙的方法是很难刷掉的，从而造成"牙变色"。

（4）**死髓牙**：由于牙髓病或外伤等原因致牙髓坏死后，牙齿会因失去营养逐渐失去往日的光泽，并可因坏死的牙髓组织分解产物渗入牙本质而使牙色呈灰黑色。有时修复材料，或根管充填材料选择不当也会加重牙齿变色的程度。

黄牙、黑牙能美白吗

黄牙、黑牙能变白吗？回答是肯定的。现代牙科技术已有多种方法治疗黄牙、黑牙。对颜色较轻的牙齿可首选漂白法，采用氧化漂白剂，从根管内进行漂白，称为内漂法；也可从牙表面进行漂白，称为外漂法；程度重的可以内外结合进行漂白。牙齿漂白效果有时效性，通常几个月后，还需重复进行。对变色严重的患牙可采用牙齿贴面的方法进行修复，用全瓷牙面覆盖变色牙，既美观，对牙齿的损伤也小。对颜色很重同时伴有牙面缺损的患牙，可以采用全瓷牙冠进行修复，在实现美观效果的同时提高了牙齿的强度。

患者自己能做牙齿漂白吗

牙齿漂白需多次进行，能否让患者自己在家里来完成呢？1989年Hawyood介绍了一种夜间防护牙列脱色技术，从此引起了变色牙和着色牙漂白技术一场新的变革。该技术主要包括以下特点：其一，使用刺激性较弱的以 10%~15% 过氧化脲为主要成分的漂白剂，安全性好。其二，为每位患者个别制作牙列套，同时在牙列套与牙齿之间预备一定的间隙，而牙龈缘处牙列套与牙齿十分紧密，这样就使药物在牙列套内而不外溢，同时能与牙齿保持接触，这项技术使得患者自己在家进行牙齿漂白成为可能。该技术的作用原理是通过氧化剂分解产生的新生态氧与牙齿中的有色成分发生反应，从而达到漂白变色的目的。这种方法作用缓和，无明显刺激，对牙齿损害小，安全性好、简单易行，特别是适于夜间使用，无须牙医治疗，是一种家庭式牙齿漂白方法。

另外，含有焦磷酸钠和三聚硫酸钠成分的美白牙膏已经临床研究证实具有减少牙面外源性色斑的作用。可用以去除因抽烟、喝茶造成的牙面染色。

 ## 冷光漂白牙齿的效果如何

冷光美白也属于氧化漂白，其原理是将波长介于 480~520 纳米的高强度蓝光，照射到涂抹在牙齿上的特殊美白剂上，在短时间内使美白剂透过牙本质小管，与沉积在牙齿表面及深层的色素产生氧化还原作用，使其变为无色的化合物而达到漂白的目的。

对于个别牙齿色素较深的人，或牙齿在经漂白治疗后 4~5 周内出现颜色反跳现象者，应嘱患者加强应用 1 个疗程，以提高漂白效果。此外，治疗期间和治疗后避免吸烟，少喝带有色素的饮料，以免影响疗效。

虽然BEYOND冷光美白剂中含有脱敏成分，但是有部分患者仍会出现较为明显的牙髓刺激症状，临床上主要表现为一过性的牙齿酸痛或者延迟性的牙齿过敏反应。其原因可能是由于冷光美白技术属于诊室内漂白技术，治疗时间较短，需要较强的氧化作用，并使用了冷光来加强渗透和氧化作用，这不可避免地增加了牙髓敏感的概率。采取术前半小时口服止痛药，可在一定程度上缓解患者治疗过程中的不适。

对于中度氟斑牙和四环素牙，常伴有釉质缺损，这时氧化剂就可能与牙本质直接接触，从而导致漂白过程中牙本质过度敏感致使治疗中断。但由于牙髓的损伤属于可逆性损伤，可暂停治疗1~2天，待症状消失后再行完善治疗。而对于严重的氟斑牙和四环素牙则不宜进行冷光美白。

什么是全冠美容修复

全冠是最常见的一种修复体，覆盖整个牙冠表面，可以用来修复缺损牙齿的形态、功能和美观，还可以用作固定义齿的固位体。如果变色牙伴有牙齿不整齐、前凸、缺损等牙齿问题，或者属于重度的色素牙、氟斑牙，可以考虑全冠修复的方式。

全冠包括烤瓷全冠和全瓷全冠。烤瓷全冠是在金属内冠外面烧结一层与牙齿相近颜色的瓷，可以满意地恢复牙齿形态与功能，但在颜色、质地仿真方面略差，透明度不好。全瓷冠全部由瓷材料制作而成，透明度好，色彩仿真性能强，可以模拟天然牙的美观。由于其完全不含金属，对核磁共振影像不会造成伪影影响。

随着新型全瓷材料的发展，以致密氧化铝、氧化锆为代表的高强度全瓷冠已接近金属烤瓷冠甚至超过金属烤瓷冠的强度，逐步成为临床常用的修复体。

对重度的牙齿颜色不佳，同时还伴有轻度的牙齿不齐者可以考虑全瓷牙冠或者烤瓷牙冠一次性解决牙齿不齐和颜色不佳的问题。

什么是瓷贴面美容修复

传统的牙齿美容方式，如烤瓷牙、全瓷牙，因为对牙齿组织较大的伤害，已逐渐被人们少用，取而代之的是瓷贴面技术。瓷贴面是微创牙齿美容的一种，因其对牙齿损伤较小，色泽自然美观，经久耐用，和人体亲和性极佳等特点，成为一种较为理想的牙齿美容方式。

瓷贴面是通过将牙齿唇面均匀地磨除一薄层后，用瓷烧制或切割出的瓷贴面贴于其上，以达到美白整形的目的。瓷贴面的磨牙量相对瓷全冠大大减少，一般要少 2/3 以上。

全瓷贴面技术美观程度高，对于适合病例，可以达到以假乱真的效果。全瓷贴面技术对牙髓的伤害可能性小，牙齿预备后患者牙髓敏感程度小。相对于全冠美容修复，其牙髓保留可能性大大增加。全瓷贴面由于牙齿磨除量小，部分病例无须麻醉，即可实现无痛预备。对于绝大部分患者，治疗痛苦远小于瓷冠。

对于牙齿排列基本整齐的中度或者重度变色牙，最佳修复方案是采用瓷贴面美容，其次可以考虑全瓷牙美容，最后再考虑选择烤瓷牙美容。

第七章

牙颌畸形的矫正

第七章 牙颌畸形的矫正

牙颌畸形，俗称牙列不齐，是指儿童在生长发育过程中由先天的遗传因素或后天的环境因素造成的牙齿、颌骨、颅面的畸形。包括：个别牙错位、牙弓形态和牙齿排列异常、上下牙弓之间咬合关系异常。临床上根据牙颌畸形的具体情况选用不同矫治器进行矫治，如固定矫治器、活动矫治器、功能矫治器等，可以使各种牙颌畸形得到有效的治疗。

牙齿排列为何不整齐

每个人都希望自己有一口健康而整齐的牙齿。牙长歪了，不但看上去不美观，有时还会影响咀嚼和发音。更重要的是，牙齿排列不齐，相互重叠，刷牙不容易刷干净。食物残渣堆积在牙缝里，给细菌以滋生繁殖的场所，容易引起龋齿和牙周疾病。

牙齿为什么会排列不齐？总的说来，有两方面的因素，即先天和后天的因素。

先天的因素，如妈妈在妊娠期间受到外伤、发热生病、药物过敏或营养不良，都会影响腹内胎儿的正常发育，造成胎儿的牙颌畸形。若父母亲有明显的牙颌畸形，遗传给下一代，也会造成牙齿排列不齐。

后天的因素有以下三点。

（1）**乳牙过早脱落或迟退**：乳牙未到替换年龄就过早脱落（或被拔掉），缺牙空隙的两侧邻牙便会向这个空隙倾斜和移动，使空隙变小。恒牙萌出时因为空隙过小，不得不歪斜过来或向别处生长，这样牙齿便长歪了。儿童到了替牙年龄，乳牙仍迟迟不退，也会妨碍恒牙的正常萌出。

（2）**不良的生活习惯**：儿童常会有一些不良习惯，这些不良习惯能够影响颌骨和牙齿的发育。如婴儿有吮吸橡胶奶嘴入睡的习惯，长此以往会造成上下牙咬不住；不正确的睡眠姿势，还有的儿童扁桃体肥大或鼻腔有病都会导致鼻子呼吸不畅通，张嘴睡觉，致使上颌骨发育不良，牙弓狭窄，上牙前突，并且嘴唇向外翻，影响容貌。

（3）**疾病**：颞下颌关节、上下颌骨疾患，不仅限制了颌骨的发育，也影响牙齿排列。

 ## 哪些不良习惯可造成牙颌畸形

引起牙颌畸形较为常见的不良习惯有下列10种。

（1）**吮手指**：三四个月的婴儿会无意识地吃手指。一般来说，孩子长大后，这个习惯会自然消失，但也有的孩子相当顽固，由于手指对门牙的推动力大于嘴唇肌肉的力量，时间长了就会影响牙颌的正常发育，使整个牙齿向外翻翘，形成"开唇露齿"。

（2）**吐舌头或舔舌头**：儿童乳牙掉了以后，留下一个空当或残根，有的小孩喜欢用舌头去舔，久而形成习惯，这会使新生出的牙齿向外翘。

（3）**吮乳头**：有的年轻父母，见孩子哭啼，常把橡皮乳头塞进嘴里哄孩子，有的孩子则养成咬着奶头睡觉的习惯，这样会阻碍牙齿的正常生长，导致牙颌畸形。

（4）咬笔头、叼尺子：这种不良习惯在孩子做作业时尤为多见，由于在长新牙时，牙齿受到笔头、尺子外来的阻力，使其不能正常往外生长，从而形成"开颌"。

（5）嗑瓜子：有的女孩子对嗑瓜子不大在意，其实瓜子嗑多了，特别是老用一个部位去嗑，时间久了，也会影响牙齿的正常萌出，磨出缺豁来，影响牙齿的整齐美观。

（6）咬嘴唇：这易造成下颌后缩，上颌前凸，形成"鸟嘴"。

（7）口呼吸：经常用口呼吸，会使两侧的颊肌压迫牙齿，牙列变窄，门牙被挤出向外翘，造成畸形。有口呼吸习惯的儿童，除纠正不良习惯外，还要及时检查鼻腔里有无别的疾病。

（8）偏颌咀嚼：如果长期习惯用一边牙齿咬东西，会使两侧颊肌、颌骨发育不正常，脸变歪，一边大一边小，失去平衡。

（9）睡姿：手握拳头顶着一侧面部睡觉，可导致颌面发育畸形。

（10）吞咽吐舌：吞咽时舌向前运动，位于上下牙之间，会造成上下牙弓前突及开颌情况。这是一种婴儿式的吞咽方式，由于某些原因到3岁以后如仍继续保持这种吞咽方式，就可影响牙列发育。

上述这些不良习惯，无时不在孩子身上起着潜移默化的作用，影响儿童牙、颌、面的生长发育，导致牙颌畸形。应引起每位家长的注意。

 牙颌畸形的危害有哪些

牙颌畸形对全身及局部组织的功能、健康都有较大的影响，其危害可简单地归纳为下列五个方面。

（1）**影响面容**：例如牙列不整齐、拥挤、重叠、"虎牙"外翻等，均可影响面部外形；因反颌、开颌引起的"地包天""开唇露齿"等都会影响面容。

（2）**影响发育**：如反颌（地包天），由于其下牙列在上牙列的外侧，与正常情况相反，下牙列妨碍着上牙列向前发育，致使其发育不足，同时上颌向前发育的力量又推动下颌使其过分向前发育，这样互相影响，畸形越来越严重，面中部会表现凹陷，下颌显著前突及面部下 1/3 加长，从而使面部失去正常的协调，出现面部上短下长、中部凹陷的"地包天"面容，也有人形容其为"月牙脸"面容。

（3）**危害健康**：由于牙齿错位，咬合不良，咀嚼功能降低，不能将食物充分嚼细，大块的食物吞咽下去，加重胃肠的负担，时间久了容易引起消化不良等胃肠疾患，影响儿童的健康。

（4）**妨碍发音**：牙齿排列不整齐或有较大的牙缝、"地包天"、前牙咬不住等，说话发音会受到影响，造成吐字不清。

（5）**易患牙病**：牙齿不整齐，就不容易保持口腔清洁，留在牙上的食物就会腐败发酵，使牙齿容易发生龋齿，牙龈也容易发炎。咀嚼食物时，个别牙齿由于错位，承受的力量过大，容易引起牙周负担过重，逐渐使牙齿松动，牙龈经常肿痛。

何时是矫治牙颌畸形的最佳年龄

牙颌畸形的原因较复杂，同类型的牙颌畸形在不同儿童身上的表现也不同。矫治应根据牙颌畸形的危害程度和预防为主、早期矫治的原则来考虑，同时还应考虑儿童能够接受矫治的年龄。从临床上来说，牙颌畸形矫治的最适年龄可以分为三个阶段。

（1）**乳牙期**：为20颗乳牙长出之后的时期，为3~7岁。这个时期对个别轻度错位的牙齿一般可不矫治。如果畸形确实影响到儿童的发育与功能时，则应该矫治。最合适的矫治期为3~5岁，即乳牙牙根发育完成后或乳牙牙根尚未大量吸收之前。

（2）**替牙期**：即乳牙开始脱落、相应的恒牙萌出时期，为7~12岁。这个时期轻微错位的牙齿可以先观察，待其自行修正。因为替牙期牙齿与颌骨发育速度很快，变化也很大，有自行调整的可能。该期是否应该进行矫治，应由医生来判定。

（3）**恒牙期**：即乳牙全部脱落、第二恒磨牙已萌出的时期，为12~14岁。大多数的错颌畸形要等到牙齿替换完的恒牙期才进行矫治。因为这时恒牙牙根逐渐发育完成，上下牙齿间的咬合关系也调整完成，可以对错颌畸形的类型做出明确诊断，并采取相应的矫治方法。此时期对牙颌畸形应积极矫治，即使是个别错位的牙齿也应矫治。因为这时期儿童可塑性强，矫治完成后容易保持稳定的效果，不会再有大的变化。

从理论上讲，儿童矫治牙颌畸形的最佳年龄是在儿童的生长发育高峰期。如果错过这个时期，如15~17岁，仍处于青少年期，生长发育仍然比较活跃，虽然难度略有增加，但矫治效果也比较好。如果到了18岁以后，进入成人期，生长发育基本完成，矫治效果及稳定性就不如儿童期和青少年期。但是，对于严重的骨性错颌畸形，不能单纯通过正畸治疗，需配合外科手术来进行治疗。

常见牙颌畸形的矫治方法有哪些

目前，医生常采用以下方法矫治错颌。

（1）**生理治法**：因为不少儿童对自身的咀嚼、吞咽及呼吸等功能不会使用或使用不当，所以需要医生和家长教会孩子正确使用自己的器官。

（2）**不良习惯破除法**：帮助儿童破除有害于牙颌发育的不良习惯。

（3）**肌肉训练法**：医生用训练面部、唇部及舌等各部肌肉的方法，促进颌骨和牙列的正常发育，纠正某些错颌。这种方法可用于错颌的预防和早期治疗。它可以单独使用，又可以与其他矫治方法配合使用。

（4）**矫治器矫治法**：医生在患儿口里使用矫治器治疗错颌。传统矫治器分两种：一种是固定矫治器，它固定在需要矫治的牙和其邻近的牙上，通过结扎在矫治器上的弓丝、皮链等把排列不齐的牙齿矫治过来，其优点是患者不能自行取戴，效果可靠；另一种是活动矫治器，它用钢丝弯制的双曲唇弓、横曲唇弓和弹簧指等对牙列不齐进行矫治，其优点是矫治期间可以摘下刷洗，便于口腔卫生维护。

（5）**正颌外科矫治法**：对于严重的骨性成人错颌患者，用其他方法难以单独矫治的，就需要配合外科手术的方法来共同治疗。

"正牙"有时为什么要把好牙拔掉

为了"正牙",医生要拔掉多生牙,因为它占据了正常牙的位置,影响牙齿的正常排列;滞留的乳牙也要拔掉,因为乳牙赖着不退会阻碍恒牙的萌出,使恒牙位置不正。但是,很少有人知道,为了"正牙",必要情况下也要将一颗位置正常健康无损的牙齿拔掉。这是医生专门治疗前牙拥挤和前突畸形的一种方法,叫作减数治疗。患有前牙拥挤和前突畸形的儿童根本原因在于牙床(牙槽骨)发育不足。一个发育不足的小牙床要容纳正常数目和大小的牙齿,必然造成牙齿拥挤不齐,这种情况用一般的矫治方法是不能奏效的,只有拔掉牙床上的一两颗牙齿,通过它们的牺牲换取一点宝贵的空隙,让其他牙齿得以整齐排列。

为了"正牙",临床医生最常拔掉的牙是第一或第二双尖牙,因为这颗牙与其他牙相比咀嚼功能小,拔掉后也不影响美观。例如有的孩子尖牙被挤到牙床的外侧,医生将尖牙后面的第一双尖牙拔掉,让影响面容的尖牙慢慢长到空出的位置上。

应用减数治疗前,必须经过周密思考,只有牙槽骨明显发育不足或牙列中、重度拥挤,用其他方法无效时才能使用。

能否快速矫正牙齿

矫正牙齿有固定矫治法。一般需要历时2年左右,且通常每月需复诊一次,费时费力,特别是少年儿童,均需父母陪伴。能否快速矫正牙齿？可配合牙周皮质骨切开手术，以加快牙齿移动速度、缩短正畸疗程。但因此治疗手段为有创治疗，具体实施还需医患双方共同协商确定。其次，近些年开展的自锁托槽技术，以其摩擦力低、复诊时间间隔长、患者舒适度好等特点也受到了广大医生、患者的青睐。尤其在牙列拥挤患者的早期排齐阶段，自锁托槽的高效快速特点更为突出、有效缩短疗程，实现快速移动牙齿的目的。

什么是隐形矫治器

隐形矫正，顾名思义，即矫治器配戴者在日常生活中周围的人看不到唇侧有钢丝和托槽的存在，因而称之为隐形，也叫作美观矫正。它既达到了矫正牙齿的效果，同时极大地满足了更多成人患者对矫治器美观性、隐蔽性和便捷性的要求，近年来受到越来越多的正畸人士的青睐。隐形矫正分为两大类：无托槽隐形矫正和舌侧矫治技术。

无托槽隐形矫治器是将牙颌模型三维成像，并按照医师的设计制定矫治方案，在计算机上进行三维图像处理和精细的牙位调整，并进一步将每一步牙位变化反映到计算机辅助制作的透明牙套上，通过患者戴用一系列的牙套，不断的小范围的移动牙齿使错位牙得以矫正。这是近些年才出现的一种美观、卫生、方便的矫治器，是用一种无色透明的弹性塑料材料制成的活动矫牙装置，可自行摘戴，不使用托槽和弓丝，因此又称无弓丝矫治器。

个性化舌侧隐形矫正体系是应用CAD/CAM技术模型排牙后，

通过激光三维扫描,然后在计算机上三维建模完成托槽的设计;接着托槽底板形态与各牙的舌侧面完全吻合,精密铸造托槽;最后由机械手完成弓丝的精确成型,克服了传统舌侧矫治器的局限性。由于托槽、弓丝均在牙齿的舌侧,唇颊面的牙面与常人无异,完全不妨碍患者的日常生活与社会活动,达到了美观的效果。

牙颌畸形矫治好以后,为什么还要戴保持器

患儿牙颌畸形经过矫治后,牙齿整齐了,牙弓面容恢复正常,是不应该再戴矫治器了。但医生们仍然要求患儿戴一个保持器。保持器起什么作用呢?

牙颌畸形形成过程中口腔各部分肌肉、牙周膜纤维等都随着畸形和畸形的异常功能在发生改变,并产生与畸形相适应的肌肉动力平衡与牙周膜纤维张力平衡。医生用各种矫治方法,通过机械性或功能性矫治力量对患儿进行了一段时间的矫治后,虽然畸形被纠正,牙颌形态恢复正常,但肌肉与牙周膜的改造还往往落后于牙齿咬合与颌骨形态的改造。因此,在牙颌畸形矫治完成后,还必须戴上保持器,以巩固矫治疗效,防止畸形复发,使恢复了的牙颌形态保持一致时间,等待肌肉、牙周膜、牙槽骨在新的形态与位置上逐渐得到改造,产生新的肌肉动力平衡与牙周膜纤维张力平衡。如不戴用保持器,畸形很容易复发。另外畸形虽然矫治好了,但不良习惯尚未破除,第三恒磨牙未萌出,牙与牙的不

良接触还有干扰，也会造成畸形复发。医生考虑到这种情况做保持器，并作相应处置，目的是巩固矫治的效果。

保持器有时可以利用原有活动矫治器加以改造即成。大部分固定矫治病例需要做一个合适的活动保持器给患儿戴上，以巩固矫治效果。戴用时间一般需要 1~2 年。个别情况要长些，这要医生根据实际情况来决定。

成人能矫正牙颌畸形吗

成人由于种种原因错过了正畸的最佳年龄，现在只要是牙齿健康，没有严重的牙周病的成人几乎都可以正畸。成人正畸也需要尽早做，不要一再错过正畸的年龄。因为随着年龄的增长，牙龈的退缩，牙齿的拥挤、外突会慢慢加重。如今人们爱牙意识的不断提高，成人正畸已渐成为风尚。牙齿健康、没有严重的牙周病的 40 岁以下成人一般都可以做正畸。正畸前首先要做牙齿的体检，在确认没有其他牙患时才可进行。成人正畸的时间也取决于其牙齿畸形的程度，一般需要 1.5~2.5 年。成人正畸也需要与医生的配合才能保证其正畸后的效果。成人正畸比儿童费用要高一些，是根据其难易程度而定的，也可选用陶瓷托槽，减小对美观的影响。出于美观需求，成人可选用隐形矫治器进行正畸治疗。

"地包天"是怎么回事

前牙反𬌗，俗称"地包天"，是多发于东方人的一种错𬌗畸形，在我国的发病率可达5%~10%。正常情况下，上颌前牙咬合时应该咬在下颌前牙的前方，如果咬合时三个以上的上颌前牙咬在下颌前牙的后方，就是"地包天"畸形。这种畸形往往伴随着面中部的凹陷，下巴伸长的情况，从侧面看面型呈"月牙"状，即凹面型，对患者的口腔功能和面部美观都有比较严重的影响，儿童患者不及时治疗，症状会逐渐加重。

"地包天"畸形的形成有后天和先天两方面的原因。儿童"地包天"患者，如果面中部的凹陷不明显，下颌也不是很长，那么，其"地包天"可能是后天因素造成的。例如，婴儿时期采用仰卧位的奶瓶喂养方式就是一种不正确的喂养方式，奶瓶对上颌的压力及婴儿吸奶时下颌的过度前伸都会造成"地包天"畸形，这是可能造成"地包天"畸形的最主要的后天因素。后天生长发育过程中，如果有垂体功能亢进、佝偻病等全身性疾病，也可能造成"地包天"畸形；儿童如果有诸如慢性扁桃体炎、腺样体肥大等影响呼吸道通畅的情况，舌体就会前伸并带动下颌向前以减小呼吸道阻力，长此以往就会形成"地包天"畸形。另外，多个乳前牙的过早脱落，也会影响上颌前部的骨骼发育，造成"地包天"畸形。影响"地包天"形成的先天性因素主要是遗传因素，近一半的患者有明显的家族性遗传倾向。这种遗传性因素造成的"地包天"畸形，往往颌骨问题比较严重，对面型的影响较大，治疗难度也比较大。一些先天性的疾病，如先天愚型、唇腭裂等往往伴随着"地包天"畸形。

如何防治"地包天"畸形呢？针对婴儿时期不良的人工喂养方式可能造成"地包天"的情况，要预防"地包天"的形成，首先应该从婴儿喂养方式入手，提倡母乳喂养，喂养的姿势为45°的斜卧位或半卧位。必须采用人工喂养时，尽量使用解剖形的扁形奶头，使其与口唇外形吻合，避免因为口唇封闭不足、漏气，造成下颌被动前伸，形成"地包天"畸形，更不能采用仰卧位的奶瓶喂奶方式，避免对上颌造成压力。无论母乳喂养、还是人工喂养，都不要让婴儿睡着时含着奶头，长期这样睡觉，下颌会前伸过度，造成"地包天"畸形。"地包天"畸形一旦形成，要尽量早的进行矫治，避免因为下前牙咬在上前牙的唇侧，对上颌形成向后的压力，阻碍面中部的生长发育，同时下颌会过度向前生长，形成"月牙"脸，影响美观，也会使颌骨问题变得越来越严重，"地包天"变得难以矫治。大部分的"地包天"畸形通过早期矫治都能取得比较满意的效果，但也有一部分颌骨问题严重的患者，单纯通过正畸矫治方法难以取得好的矫治效果，需要等到生长发育结束后结合正颌外科手术方法，矫治"地包天"畸形，同时改善患者的凹面型。

为什么有的正畸患者还需要进行正颌外科手术

有一些存在上下颌骨严重畸形的患者，通过单纯的正畸治疗可能不能让患者上下牙列建立满意的咬合关系，也不能达到改善异常面型的效果,这时可能就需要结合外科手术方法纠正患者的颌骨问题,这种手术称为正颌外科手术,一般都需要与正畸治疗配合应用,也就是正畸-正颌联合治疗。

哪些情况需要进行正颌外科手术呢?主要是存在上下颌骨形态、关系异常的病例,如严重的"地包天"、上颌前突("雷公嘴")、下颌后缩("鸟嘴")、下颌偏斜("偏下巴")等病例,有些严重的开颌(前牙闭不住)病例,有时也需要配合外科手术的方法,才能建立上下牙列良好的咬合关系。

正颌外科手术是需要正畸医生与颌面外科医生的协同配合完成的。开始这种联合治疗之前,正畸医生与颌面外科医生要一起对患者进行会诊分析,制订出包括手术前正畸、手术方案、手术后正畸在内的整体治疗方法,然后分阶段实施。

术前正畸治疗主要的目的是去除代偿、排齐牙齿,消除手术过程中可能存在的影响颌骨移动的咬合因素,并将牙齿矫正到正颌手术后能建立良好咬合关系的程度。如果未经术前正畸直接进行手术,原有的错颌畸形会仍存在,也可能会形成新的更严重的错颌畸形,手术后的咬合关系可能不好,颌骨畸形复发的可能性也比较大。

当术前正畸完成后,就可以进行外科手术。手术可能在上下颌骨、齿槽及颏部等多部位进行,手术方法很多,医生会根据患者的情况选择手术部位和方法,最后取得面部的协调美观效果,并建立正常咬合关系。

骨骼基本愈合、颌骨处于稳定期时,就可以开始术后正畸治疗。术后正畸的目的是关闭手术后可能残留的一些间隙,进一步排齐牙齿、建立上下颌牙列良好的咬合接触关系。

"偏下巴"是怎么回事

下颌偏斜,俗称"偏下巴",多是由两侧下颌骨发育不对称造成的颌骨畸形,对患者外观容貌会造成很大的影响,有时也会带来口内上下颌牙齿咬合状况不好的情况,影响咀嚼功能。

严重的下颌偏斜多是由先天性因素引起的。严重的"地包天"畸形,往往伴随着下颌的过度生长,同时也会出现下颌偏斜的情况。后天的很多因素也会造成下颌偏斜情况,其中,下颌的外伤就是造成下颌偏斜的一个常见因素。在生长发育过程中的很多不良习惯往往也和下颌偏斜有关,如偏侧咀嚼、偏侧睡觉等。很多小学生有一手托单侧下巴看书、思考问题的习惯,长期可造成下颌的不对称、偏斜。

针对可能影响下颌偏斜的后天性因素,预防下颌偏斜的出现首先要去除偏侧咀嚼、偏侧睡觉等不良习惯。偏侧咀嚼一方面与患者的习惯有关,另一方面也与患者口腔内可能存在的疾病有关,如一侧后牙的严重龋坏、早失都可能造成患者的偏侧咀嚼习惯,要采取措施治疗患侧的问题,才能让患者用双侧后牙咀嚼,防止下颌偏斜的出现或进展。很多儿童存在因食物过软造成下颌乳尖牙磨耗不足,咬合时容易产生高点,为了避让咬合时的不适,往往会诱发下颌向侧方的偏斜。对于这个因素造成的下颌偏斜,牙科医生可以采取调磨乳尖牙的方式去除下颌偏斜的诱因,很多患者可以自行调整改善下颌的位置。

对于下颌偏斜程度不重的病例,正畸治疗首先要找到并去除可能引起下颌偏斜的咬合干扰因素,结合合适的正畸治疗措施,下颌偏斜一般会有不同程度的改善。对于严重的下颌偏斜病例，尤其是伴随着严重"地包天"畸形的病例，单纯的正畸治疗无法达到改善面型的效果，也很难建立上下牙齿合适的咬合关系，这时需要等到生长发育结束后以正颌外科手术方法改变患者的颌骨畸形，结合正畸治疗，达到排齐牙齿、矫正咬合关系、改善面型的效果。

"小下巴"是怎么回事

"小下巴"俗称"鸟嘴"，是指下颌骨过小、后缩的畸形，是一种因为下颌骨发育异常造成的错颌畸形。患者下前牙会出现相对于上前牙过于靠后、下前牙直接咬在上腭上的情况，严重者可能会出现上前牙咬在下唇前面、直接暴露于口唇外的情况，对患者的口腔功能和面部美观都有比较严重的影响。很多下颌后缩的患者会因此造成气道狭窄、影响呼吸，也可能会带来睡觉时打呼噜的情况。

下颌后缩、畸形的形成可能有先天和后天两方面的原因。先天的原因一般是遗传因素造成的，父母一方如果有下巴过小的情况，子女出现下颌后缩的可能性比较大。后天生长发育过程中有很多因素都会造成下颌后缩、过小的情况。婴儿刚出生时，下颌骨的位置相对偏后，通过正常的母乳喂养会给下颌带来一定的功能性刺激，促进下颌向前生长、移位。如果吸吮功能不足或人工喂养奶瓶位置不合适，则会影响下颌的生长，出现下颌后缩的情况。如果儿童早期有下颌外伤、骨折的情况，下颌的生长就会受到影响，出现生长量不足、下颌过小的情况。一些口腔不良习惯，如长期吮拇指、咬下唇等会造成上前牙前倾、下颌后缩畸形。幼儿时期的佝偻病等全身疾病也会影响颌骨发育，造成下巴过小畸形。

  如何防治"小下巴"畸形呢？首先从婴儿时期就应该预防"小下巴"的出现，提倡母乳喂养，喂养的姿势为45°的斜卧位或半卧位，每次喂养时间要在半小时以上。必须采用人工喂养时，尽量使用解剖形的扁形奶头，奶孔不宜过大，否则会造成婴儿吸吮不足、形成下颌后缩畸形。发现儿童有鼻呼吸道不通畅、口呼吸的习惯要及时到耳鼻喉科检查治疗。儿童如果有吮拇指、咬下唇等习惯，要及早通过教育、说明危害性等措施加以去除，必要时可配合必要的正畸矫治器去除这些习惯。儿童时期发现有下巴过小、偏后的情况，要考虑进行正畸早期干预治疗，通过一些功能性矫治器的戴用，促进下颌生长并使其前移位，改善患者的面型，并利于牙齿替换后的正畸治疗。大部分的下颌后缩、过小畸形通过早期矫治及牙齿替换后的正畸治疗都能取得比较满意的效果，但也有一部分下颌发育不足问题严重的患者，单纯通过正畸矫治方法难以改善下颌后缩、过小的情况，需要等到生长发育结束后结合正颌外科手术方法，前移下颌，在矫治上下牙列咬合关系的同时，改善患者的下颌后缩面型。

第八章

口腔颌面部常见疾病

第八章 口腔颌面部常见疾病

颌面部是人体中最主要的部分，承担着人类咀嚼、语言、吞咽、表情等许多重要功能，直接关系到人们的生命活动；颌面部又是人体容貌最重要的部分，是人类的"风景区"。颌面部骨骼复杂，血流丰实，窦腔较多，相互交通，口腔又是开放环境，易于感染。全身的多种疾病及创伤都可发生于颌面部。因而，口腔颌面部的健康具有特别重要的意义，重点关注颌面部疾病的特点及了解其规律，对于防治颌面部疾病具有重要意义。

哪些牙齿应拔除

哪些牙齿应拔除？这是使牙病患者感到迷惑的一个问题。

一般情况下，大多数病牙只要及早治疗，都可以长久保留，但如果没有及时就诊检查，错失治疗机会，牙齿病变可能发展至了无法治疗的地步，就必须拔掉了。需要拔牙的情况常见有下面几种：

（1）牙齿龋坏过大，无法修补和利用。这种牙齿有时只剩下残冠或牙根，如不拔除，不仅没有咀嚼功能，而且会影响镶牙。

（2）患牙周炎，牙周组织已严重破坏，牙槽骨萎缩，牙齿明显松动。这种牙不但已丧失了咀嚼功能，而且会影响其他牙齿和口腔卫生。

（3）牙齿外挫伤、折裂而又无法治好，无保留价值要拔除。

（4）位置不正常并经常发炎的智齿也需要拔除，如不拔除，甚至使邻近牙齿发生损坏。

（5）乳牙超过替换年龄，还迟迟不脱落的，会妨碍恒牙萌出，造成恒牙牙齿排列不齐应该拔除。

（6）在正常牙数之外又多长出的额外牙，多生牙如果影响其他牙齿萌出或把其他牙齿挤得不整齐，影响牙齿美观和咬合，或造成食物嵌塞等情况时，需要拔除。

（7）已成为病灶并且久治不愈的牙齿，必须拔除。如不拔除，会引起其他组织、器官的疾病。

（8）影响镶牙或矫正畸形的，也应当拔除。

哪些情况下不宜拔牙

拔牙一般是小手术，痛苦不大。但下列情况需要口腔外科和其他专科医生慎重检查，选择拔牙的合适时间，并到具有相应应急处理能力的医院由口腔外科医生处理。

（1）血液病患者应该尽量不拔牙。血友病、血小板减少性紫癜、白血病等患者如果贸然拔牙，常会流血不止，甚至有生命危险。有的患者拔牙心切，故意对医生隐瞒病情，这是十分危险的。

（2）高血压和心脏病患者拔牙要慎重。高血压患者能不能拔牙，不只决定于血压的高低，而且要考虑患者血压是否稳定，有没有自我感觉不舒服、精神紧张等。在脑、心、肾等已有损害或心脏病发作期间禁止拔牙。

脑出血、脑梗死患者在病情活动期严禁拔牙，在病情稳定后，可在监护条件下拔除松动牙。

（3）糖尿病患者拔牙后容易发生伤口感染，而感染又能加重糖尿病的病变。因此，拔牙前后应用抗生素控制感染。一般应将血糖控制在 8.88 mmol/L，才可考虑拔牙。

（4）肝炎、肝硬化患者、肝功能有损害者，拔牙后容易出血不止。因此，在肝炎活动期及肝损害者，不宜拔牙，应先由肝病内科医生会诊治疗，肝功能好转后，再考虑拔牙。

（5）肾脏病、肾衰竭或肾病严重者，应在病情稳定后再考虑拔牙。术前应用抗生素，以防止拔牙后暂时性菌血症，使肾病恶化。

（6）妊娠期拔牙应慎重。由于怀孕前 3 个月内容易发生流产，6 个月后容易引起早产，因而最好在妊娠 3~6 个月拔牙，相对比较安全。月经期妇女抵抗力较差，可暂缓拔牙。

（7）甲状腺功能亢进的患者如果拔牙，需术前检查，基础代谢应在 +20 以下；脉搏每分钟 100 次以下。麻药中不可加肾上腺素，拔牙前后也需服用消炎药物。贸然拔牙可能由于感染、焦虑或手术引起甲状腺危象，甚至会迅速死亡。

（8）凡属口腔恶性肿瘤范围内的牙齿，应连同肿瘤一起大块切除，如单独拔牙会加快肿瘤细胞的扩散。做过放射治疗的部位半年内也不能拔牙，2 年内慎重拔牙，以免引起放射性骨髓炎。

总之，患有全身性疾病者。拔牙前应向医生说明，由医生根据情况决定能否拔牙。

心脏病患者能拔牙吗

心血管病是最常见的危害人们健康的疾病。而这些患者又常有患牙需要拔除。一般来说，有心功能不全，心绞痛发作频繁，严重心律失常,半年内曾有过心肌梗死的患者,牙科医生都不主张拔牙。若确需拔牙时,应选择在疾病稳定阶段进行。

有心脏病而没有心力衰竭的患者,则根据不同病情,术前适当用药或准备好缓解心脏症状的药物,以防意外。对风湿性或先天性心脏病患者,为预防发生细菌性心内膜炎,应在拔牙手术前后,常规使用抗生素3~5天。

这类患者常需在心电监护下,最好在有急救设施的条件下拔牙,以便及时发现问题,及时处理。

 ## 拔牙疼吗

有的人一听说拔牙就很紧张,以为拔牙一定会很疼,迟迟不敢拔除。其实,这种顾虑是不必要的,因为在拔牙前,医生都要预先给患者进行局部麻醉,使有关牙齿的神经被麻醉,拔牙时就不会觉得痛了。

现在拔牙采用的麻醉方法很多,例如计算机控制麻醉、牙周膜加压注射麻醉等,还可以采用镇静使患者摆脱紧张情绪,在拔牙过程中患者的意识一直是清楚的,只是拔牙的局部失去了疼痛的感觉。没有痛觉并不是一点感觉也没有了。医生在进行拔牙时,患者仍然会感觉到牵拉、摇动、撬松牙齿等操作,只是不觉得痛了。通常的情况下,只要麻醉方法正确,操作细致准确,可以做到"无痛拔牙"。

对于一些复杂的拔牙和多个智齿同时拔除时,医生可能会采用全麻方式,在短暂的全麻下,快速拔除多个患牙。

什么是舒适微创拔牙

拔牙曾经给老百姓留下了很可怕、很粗暴的印象：患者龇牙咧嘴地躺在牙椅上，医生护士按住头，锤子、榔头叮咚响……事实上这种场面已经一去不复返了。舒适拔牙采用无痛微创的拔牙技术，通过吸笑气等镇静技术的引入，最大限度减少患者的恐惧心理和创伤程度，达到最佳拔牙治疗效果，是一个整体化解决拔牙焦虑、疼痛的方案。

微创拔牙的重要改变是不再将牙齿暴力拔除，而是用专门器械将患牙分解成若干块，以轻柔的方式取除。整个拔牙过程将牙周组织受到的损伤降至最低，愈合更快，微创拔牙术中术后极少发生出血、麻痹、张口受限等常见并发症。

目前常用的笑气镇静镇痛技术，能有效地降低患者紧张焦虑情绪，提高局麻效果，使得拔牙在完全放松的状态中完成。镇静、麻醉加上微创技术，让患者享有轻松、毫无痛苦的治疗过程，这种技术的组合被称为舒适微创拔牙。

拔牙创是怎样愈合的

拔牙后，血糊糊的伤口是如何愈合的呢？医学家结合动物实验研究和临床观察，可将拔牙创的愈合过程分为4个阶段。

（1）**拔牙创出血及血块形成**：拔牙后，拔牙创内充满的血液约15分钟形成血凝块而将创口封闭，此血块的存在有保护创口，防止感染，促进创口正常愈合的功能。

（2）血块机化：拔牙后数小时，牙龈组织收缩，使拔牙创口变小，这也是保护血块及促进愈合的一种反应。血块内开始长入纤维组织或如骨化的基础。

（3）骨组织形成：新骨形成最早在第6天即开始出现，4周末时，新骨即充满拔牙创，但要到3个月后才能完全形成矿化的骨组织。

（4）上皮覆盖拔牙创：拔牙后2~3天，牙龈上皮开始由周围向血凝块表面生长，但其最后愈合的时间、差异颇大，最早在第8天即可见上皮愈合完成，最迟至28天仍有未完全愈合者。

拔牙后应注意哪些问题

拔牙后如不注意保护拔牙创口，可能影响伤口愈合，甚至出现严重并发症。拔牙以后应该注意哪些问题呢？

（1）医生给患者在口内放的纱布或绵条，要轻轻地咬住至30分钟左右再吐掉，避免拔牙后出血。

（2）拔牙后当天不要用力吐痰、吐口水，不要吮吸创口，以免负压引起出血，也不要用手指触摸伤口。24小时不要刷牙漱口。拔牙2小时后方可进食，切忌吃太热、太硬或辛辣的食物，不能饮酒、吸烟，不能使用吸管进食，不能饮用带气泡的碳酸饮料。

（3）拔牙后2~3日内，可能在唾液中带有少量的血丝，这是正常的现象，不必过于紧张。如果有大量的出血，应立即找消毒的纱布或棉球放在出血的创口上咬住，然后再去医院看急诊。

（4）拔牙的当日，不应过度活动。

（5）根据情况需要，可在第 2 天再到医院复查一次。

（6）如果拔牙创进行了缝合，一般在拔牙后 5~7 日，去医院拆线。

儿童拔牙要注意哪些问题

儿童对拔牙容易产生恐惧情绪，因此，要求医生尽可能避免拔牙时造成疼痛。可先拔掉松动易拔、不致引起疼痛的牙齿，使患儿建立信心，为今后取得合作打下基础。

儿童拔牙前应嘱其将口漱净，拔牙后一定要咬住压在拔牙创面上的止血棉球，半小时后再予拿掉；应告诉患儿不要用舌舔或用手戳伤口，以免引起感染。儿童乳恒牙混合期拔牙，要反复核实拔的牙是乳牙还是恒牙，千万不能粗心大意，误将恒牙当乳牙拔掉。

患儿出血性疾病、心脏病的儿童，拔牙前需经内科医生检查，如无禁忌，方可施行。

是否每个人都要长智齿

几百万年以前，我们的祖先是依靠生食野生植物及动物肉而生存的。为了咀嚼粗硬的食物，我们的祖先有 32 颗粗大而尖利的牙齿和足够排列这些牙齿的粗壮而硕大的颌骨。

随着人类的进化和社会的发展,现代人的饮食越来越精细,吃东西也不需要像古代人那样用很大的咀嚼力量,咀嚼功能就逐渐减退,磨牙也逐步退化,已有很多人不再长第三磨牙,只长28颗恒牙。还有部分人只长一颗或两颗不等。这样一来,人们的恒牙不一定都是32颗了,所以说,人类恒牙有28~32颗都属正常。

什么是阻生智齿

由于第三磨牙一般在18岁左右开始萌出,又称智齿。在进化过程中,人类的颌骨逐渐变小,但32颗牙齿数目没有减少,这样当智齿最后萌出时颌骨上常常已没有了足够的空间,甚至有完全不能萌出的埋藏智齿。这些在萌出过程中受到阻碍不能正常到位的智齿就被称为"阻生智齿"。

根据智齿受到阻挡的位置和方向,可以将阻生智齿分为以下几类。

(1)**近中倾斜阻生**:第三磨牙牙冠斜向下颌第二磨牙,生长的方向被前边牙所阻挡,在第三磨牙与第二磨牙之间,形成楔形缝隙,容易残留食物碎屑,细菌滋生,可引起冠周炎。

(2)**垂直阻生**:第三磨牙生长直立,但牙位较低,被前边牙以及下颌骨质阻挡,呈现低位阻生现象。

(3)**水平阻生**:第三磨牙牙冠,呈水平躺卧式生长在下颌第二磨牙的后侧面。

(4)**颊侧倾斜阻生**:牙冠向颊部斜向生长,部分颊部软组织覆盖在牙冠上,影响咀嚼。

(5)**舌侧倾斜阻生**:牙冠斜向舌向生长,牙尖可能容易刺激舌根，形成溃疡。

（6）远中倾斜阻生：第三磨牙牙冠斜向后方牙冠部分被骨组织所挡。

（7）倒置阻生：牙冠向下，而牙根却向上阻生。

以上七种情况，以第三磨牙近中倾斜阻生最为多见，垂直和水平阻生次之，其他几种较少见。

什么是智齿冠周炎

阻生智齿因为萌出位置不正常，其表面多有牙龈瓣覆盖，与牙冠之间就形成了一个缝隙，医学称为盲袋。食物残屑易藏在里面，加上口腔的温度、湿度又合适，给细菌提供了良好的生长繁殖环境。盲袋里的食物残渣即使刷牙、漱口也不容易清除。在正常情况下，细菌所造成的危害并不明显，但在感冒、疲劳、抵抗力降低时，它就乘虚而入，引起龈瓣及周围组织发炎，这就是智齿冠周炎。

这种病不能小看。它来势凶猛，牙龈肿胀疼痛明显，严重的还会出现张口受限、进食吞咽困难，并伴有发烧、头痛、周身不适、白细胞增高等全身症状。若治疗不及时，还可能继续发展为面颈部严重感染，甚至威胁生命安全。阻生智齿对邻牙也有损害，常造成邻牙龋齿、牙髓炎等，使邻牙受损而过早丧失功能。

智齿冠周炎是青年易发的一种口腔疾病，应尽早就诊治疗，拔除后不需镶牙。目前拔智齿的方法已很先进，不会带来过多痛苦，无须顾虑。

阻生智齿都要拔除吗

智齿冠周炎是青年人群好发的一种口腔疾病,由阻生智齿引起。因此,阻生智齿一般应尽早拔除,而且不用镶牙,拔除后对人体健康有益,对邻牙也是保护。目前拔除智齿的方法很多,局麻微创不会带来什么痛苦,一定要尽快拔除阻生智齿。

据文献报道,现代人有≥1个智齿者占68.2%,下颌智齿的阻生率较高,约为52.3%。阻生智齿不能整齐排列于牙列中,易致食物嵌塞滞留,从而引起一系列并发症,如智齿冠周炎、下颌第二磨牙远中邻面龋、创伤性溃疡、颞下颌关节紊乱综合征等。

冠周炎严重者可致颌面部多间隙感染,出现颌面部肿胀、张口受限甚至败血症等。若治疗不及时,颌面间隙脓肿会穿破皮肤形成面部皮瘘,损坏颜容。另外,智齿冠周炎作为口腔病灶,还可引起关节炎、亚急性细菌性心内膜炎、慢性肾小球肾炎、眼脉络膜炎、皮肤湿疹等多种病灶感染性疾病。

在所有下颌阻生智齿中,以前倾阻生牙的危害最为严重,除反复发生的冠周炎外,77.4%的人可出现下颌第二磨牙远中颈部龋。因此,及早拔除阻生牙、消除隐患是非常必要的。

断牙能否再接

断牙可以试行再接,主要用于前牙,随着酸蚀复合树脂黏结技术的发展,可保持天然牙冠的色泽、硬度、形态和功能。

外伤性断牙,如果没有暴露牙神经,可以进行再接后对位黏结。如果牙神经暴露,则去除牙神经后行牙齿根管充填,用金属桩把折端和牙根部接成一体,视断面部位不同,其表面亦可行复合树脂粘接覆盖。

外伤致牙齿折断或脱落怎么办

在牙齿外伤特别是前牙遇到较大的外力撞击时,会发生牙折或牙齿脱位,如果牙齿折断,则可行断牙再接术,如果牙齿完全脱离牙槽窝称为脱位。完全脱位掉出口腔的牙要及时放入牛奶或口腔牙窝内保存,尽快到医院就诊。治疗中首先要将脱落的牙齿清洗干净,充填根管后置入庆大霉素等抗生素液体中浸泡消毒后,插入原牙槽窝中,准确复位,再采用夹板固定2~3周,在牙齿生长稳固后可拆除固定夹板。

牙齿脱落时间在2小时内,若保存得当,就有希望再植。牙齿离体的时间越短,远期效果越好,即再植牙保留的时间越长。

所以,牙齿折断或脱落后,不管受伤的程度如何,都应该及时到医院检查,切莫贻误时机。

乳前牙外伤后应如何处理

由于乳牙牙根较短,幼儿牙槽骨较松软的缘故,乳前牙外伤后多致牙齿移位、嵌入或部分脱位,牙折的发生较少。

(1)**部分脱位和移位**:应尽量复位并固定。固定方法不宜太复杂,可用金属丝和树脂作简单的黏结固定或可用缝合方法使牙不脱位即可。接近替换期或牙根已吸收1/2以上者,不必勉强复位,可拔除患牙。

(2)**完全脱位**:一般不作再植。如有良好的固定措施,也可考虑对牙根正处于发育期的乳牙试行再植术。

(3)**嵌入性脱位**:乳牙嵌入性脱位如伤及恒牙胚时,可拉出复位,接近替换期者应拔除。其他情况可不作处理,让嵌入牙自行长出。

(4)**牙折**:冠折未露髓者不予处理,或将锐利边缘磨钝;牙冠折断致髓腔暴露者,若牙根尚处于发育阶段,可做活髓切断术以保留根部牙髓,牙根发育完成或已有吸收者应作去髓术或根管治疗术。对缺损的牙冠,一般不用复杂的技术修复外形或恢复咬合功能,牙冠完全折断者,可保留根部并作牙髓治疗;牙根折断者,原则上应拔除。如根尖部折断,患儿又不合作,可保留断根让其自行吸收。

外伤牙的牙髓能再生吗

对于因延误治疗而发生牙髓坏死的外伤牙,如何再生牙齿的神经血管、恢复牙齿活力,一直是未被攻克的世界难题。空军军医大学第三附属医院轩昆教授团队应用乳牙牙髓干细胞成功实现了复杂冠折外伤牙的牙髓再生。该研究通过从患者脱落乳牙中获取牙髓干细胞,经过严格的体外培养(培养周期约一个月),将诱导形成的干细胞聚合体植入患者"死亡"的恒牙髓腔里,从而再生牙齿的神经血管,让"死亡"牙齿实现"重生",最终恢复牙齿原有活力。目前,该技术已用于临床近50例患者,取得初步成功。

值得注意的是,该技术当前仍只适用于牙根正在发育的年轻患者,在成年患者甚至老年患者上应用的可行性仍需进一步研究。该技术在临床上的成功应用,不仅为牙髓病的治疗提供了新思路,即从保存到再生,其后续的推广应用也会为更多患者的牙齿带来新生。随着技术的进一步改进完善,将会使更多患者受益。

唇裂与腭裂是怎么回事

唇裂俗称为"兔唇",腭裂又称为"狼咽"。这种称呼对于患儿及其父母是一个不良的刺激,也不确切。唇裂分单侧、双侧唇裂,腭裂分完全腭裂和部分腭裂。一般唇裂患儿多见于男孩儿,发生在左侧上唇较多,而腭裂性别差异不显著。

唇腭裂发生于胚胎发育早期。母体怀孕后3周，胚胎的头端就形成一个原始口腔。原始口腔上方生长成3个突起：中间有1个鼻额突，两侧各有1个上额突。在胚胎7周时，三者逐渐相互融合，形成完整的上唇、鼻小柱和鼻底部，上额突向口内形成的腭板再继续向后伸展和融合，形成完整的腭部。唇和腭部在胚胎10周前即发育完成。如果胚胎在这期间受到某种因素的影响，导致其发育障碍，应当相互融合的位置不融合，就会出现唇腭裂。胚胎7周左右发育障碍，就形成唇裂；胚胎10周左右发育受阻，即可形成腭裂。胚胎受阻的时间和程度决定了唇和腭部裂开的程度，可能只是唇部裂开而腭部完整，或腭部裂开而唇部完整，或唇腭部同时裂开。

究竟有哪些因素引起唇腭裂呢

民间曾有"孕妇吃了兔肉后生下的孩子容易有兔唇"的传说，这种说法没有任何依据。唇腭裂的病因至今仍不清楚。许多研究表明，造成胚胎发育障碍的原因有许多方面：第一是营养缺乏，如缺乏维生素B_2、维生素A、维生素E等。第二是遗传因素，有的唇腭裂小孩有家族遗传史，甚至母亲及几个子女都有唇裂畸形。第三是感染，母亲妊娠早期感染也会导致畸形，特别是病毒性感染更容易成为致病因素。第四是内分泌功能紊乱，特别是肾上腺皮质激素的增加。第五是药物作用，有人认为，妊娠早期服用某些药物如安眠药等，都可能会影响胎儿发育，造成畸形。

不管什么原因所引起的唇、腭裂，其发生的时间都是在妊娠早期。唇裂发生在妊娠第 7 周,腭裂发生在妊娠第 9~12 周。所以在妊娠的前 3 个月内要特别注意妊娠期的卫生和营养,避免发生传染性的疾病,保持精神愉快,避免不良的刺激。

唇裂与腭裂的婴儿如何喂养

唇腭裂除了影响口腔及上唇外形外,还可导致不同程度的语言及饮食功能障碍。一般应在 5~7 个月行手术治疗,恢复口唇及腭咽的生理功能。唇裂婴儿在哺乳时影响还不太大,往往只是每次哺乳时间延长。而腭裂婴儿因口腔与鼻腔相通,哺乳时腭咽闭合不全,口腔内不能产生负压,吸吮无力,哺乳时常从鼻腔出奶,或将奶液呛入气管,出现憋气,有时甚至发生吸入性肺炎。所以腭裂的患儿如果哺乳有困难,可将母乳用吸奶器吸出,用小汤匙喂或将母乳放入瓶中用滴管滴入婴儿的口中,少量多次,速度要适中,必要时可采取鼻饲的方法。对已有吸入性肺炎的腭裂患儿,喂养更需注意,防止因呛咳使病情进一步加重。

唇腭裂患儿,同时要注意预防呼吸道感染,要讲究卫生、加强营养,使身体健壮,为以后手术治疗打好基础。

如何治疗唇裂

唇裂畸形因严重影响面容,所以患者本人或家长治疗愿望迫切。那么,何时手术为宜呢?唇裂的手术年龄主要根据患儿的身体健康情况和畸形的程度决定。国内一般认为单侧唇裂最适宜手术的年龄是3~6个月；双侧唇裂，因为考虑到手术时间较长、出血量亦较多，以6~9个月为宜。适当地争取早期手术，美容效果较好，但绝不是认为年龄越小越好，或者生下来随便什么时候都可以手术。手术时机选择除年龄因素外，还要注意患儿的其他情况，如体重、血色素、面部有无感染等，一般要求体重大于5千克、血色素大于10克。

婴幼儿唇裂修补一般要在全身麻醉下进行，成人或较大能合作的小孩儿可以采用局部麻醉。手术设计方案目前层出不穷，主要依据唇裂程度、医生习惯和熟悉程度来选择，但决不能简单地把裂隙两边切除后拉拢缝合。手术后一般反应不重、恢复亦快，面部因为血运丰富、组织愈合能力强，一般5天左右即能拆线，拆线太迟易造成感染及疤痕明显，适当地提早拆线则有利于美观。

目前，我国唇裂手术的水平已达到国际先进水平，手术效果令人满意。

如何治疗腭裂

腭裂发生在口内，故平时不易被人发现。但因上腭裂开造成口腔和鼻腔相通，进食时，汤水易从鼻子流出；说话时，因软腭裂开，不能和咽后壁闭合及不良发音习惯可导致气流从鼻腔中漏出，以致说话时常常带有严重鼻音，甚至言语不清。腭裂不但影响患儿的心理健康，还与中耳炎等疾病有关，故须及时修复。因年龄愈小，手术危险性愈大。但是，患儿年龄太大，说话已成习惯，将来即使腭裂得到修复，这种习惯性腭裂音也难以得到完全纠正。因此，最好能在孩子说话前考虑手术，目前的观点认为，在患儿1岁时手术最为理想。

腭裂可分单侧或双侧腭裂，单侧腭裂又可分完全或不完全腭裂。修复腭裂的方法很多，究竟采用什么方法修复腭裂，须根据腭裂的不同情况和手术者临床经验而决定。如属单侧不完全腭裂，可用二瓣法修复；若系单侧完全腭裂，则可先犁骨黏膜瓣修补，过半年后再作腭裂二瓣修补，其他尚可用三瓣或四瓣法修复。上述方法手术后，如发现悬雍垂尚短缺不够长，则须再行咽后壁组织瓣修补。双侧腭裂的修复须分期进行，第一步先将硬腭部裂隙修复，第二步再修复软腭部裂开部分。

除术后无裂孔发生外，还必须有足够长度的有效软腭，使之和咽后壁能在说话时闭合良好。术后发现有裂孔，则须进行裂孔修补；若软腭短缺，则须进一步手术延长或作咽后壁组织瓣修补，以创造正常的发音条件。

如何做腭裂手术后语言训练

有些腭裂患者，虽然已经得到修复，发音有所改善，但说话仍旧不清楚。那么究竟怎样做才能使患儿说话清楚呢？

先天性腭裂的患者，经外科手术修复了裂隙，还必须进行语音训练，使患者的发音得到逐步改善直至恢复正常。这是因为腭裂患者，由于口、鼻腔穿通，已形成了一定形式的语言习惯。这种习惯阻碍着手术后的正常发音。因此，手术后语音训练就显得很重要。

　　一般在患儿3岁左右行语音评估，必要时接受语音训练。语音训练可以分两个阶段进行，第一个阶段较短，1~3周就可完成。主要练习软腭、咽部及唇舌等的肌肉活动，来有效地使口鼻腔在发音时完全分开。第二个阶段较长，从练习单字开始，直到能完全掌握正确发音谈话为止。这需要很大的决心和坚持不懈地努力才能完成。

　　第一阶段进行如下5种练习：①按摩软腭。手术后3周患儿家属用拇指按摩软腭，自前向后，以软化疤痕组织，增加软腭的长度。②练习发"a"音和"呃"音，这两个音可使软腭产生最大的功能活动。③进行打呵欠练习，以抬高软腭。④练习增加口腔中的气压。紧闭口唇，将空气吸入口腔中，勿使漏出，待达到一定压力时，再开唇将气用力喷出。⑤练习吹奏乐器，如口琴、喇叭、笛子等，以增加口腔中的气压。

　　第二阶段练习发音可先练习发单音：先练习发母音，再练习发子音。这是正确发音的基本步骤，练习时，最好有专人进行指导。紧接着便是练习单字的拼音，要逐渐熟练准确的拼音方法。因为只有能够正确掌握拼音后才可能进一步练习谈话，最后练习语句和谈话。在正确掌握拼音后就可以开始把它们串联起来，试读简短语句，在练习过程中必须读清语句中每一个单字，不能有个别字的含糊。待能缓慢而正确地读出短句后，就进一步开始练习朗读长篇文章，并逐渐加快速度。最后达到不靠朗读而能做任意的谈话为止。

　　经过上述严格训练，说话仍不理想者，应考虑再期手术，改善解剖结构，提高必需的发音条件。

唇腭裂会遗传吗

据临床统计,父母双方中如有一方是唇裂或腭裂患者,其子女唇裂或腭裂的发生率比正常人高 12~32 倍;如果父母双方都患唇裂或腭裂,则其子女的发病率更高。可见,唇裂和腭裂是有可能通过父母遗传给子女的。唇腭裂受多种因素的影响,属于多基因遗传性疾病。父母虽外观正常,但带有这种基因时,就有可能生出患唇腭裂的子女。凡已生过一个患病子女的,下一次妊娠再得的概率为 4%;若已生过 2 个患儿,再下一次妊娠再得的概率就上升为 9%;近亲结婚生出的子女发病率更高。

所以,夫妻一方或双方是唇腭裂患者,如想生育,应找医生进行详细的遗传咨询,怀孕后更要特别注意各种致病因素对胎儿的影响,并做好孕期保健,这样才能生一个健康的孩子。

口腔颌面部也会长肿瘤吗

口腔颌面部和身体其他各部位一样,也发生肿瘤,是威胁人类健康的常见病、多发病。美国癌症协会报告每年美国有超过 4 万例患者被诊断为口腔和咽喉癌,这些确诊病例的 5 年生存率仅略高于 64%,如果在癌症早期诊断和治疗,生存率将会明显提高。

发生在人体其他部位的各种肿瘤,一般在口腔颌面部都可能发生,比如血管瘤、淋巴管瘤、神经纤维瘤、癌、肉瘤、黑色素瘤等。同时,口腔颌面部又有牙齿、牙龈、唇、舌、涎腺等特殊组织，又有其特异性。最常见的颌面部良性肿瘤及瘤样病变有颌骨囊肿、造釉细胞瘤、牙龈瘤、涎腺混合瘤、牙骨质瘤等。由于口腔颌面部部位的特殊性，肿瘤如果不及时治疗，势必影响呼吸、咀嚼、语言、吞咽等功能，并造成容貌毁损。

由于口腔颌面部位于体表，一般肿瘤是比较容易发现的，能够做到早发现、早诊断、早治疗。但是，也有一些原发于深部的肿瘤，位置比较隐蔽，不易被发现，如颌骨内、翼腭凹内、上颌窦内的肿瘤等。这些部位的肿瘤早期诊断仍有一定困难。如果对这些较深部位的肿瘤有一定的认识和了解，提高警惕，及时去口腔医院检查，仍可达到早期诊断、早期治疗的目的。

颈部肿块常见哪些疾病

颈部也是肿瘤的好发部位，对颈部出现的肿块应保持警惕。易发生于颈部的肿块有以下几种。

（1）**甲状腺疾病**：甲状腺位于颈部前方，出现肿大时其肿块可以上下活动，特别是在吞咽时活动非常明显。常见的甲状腺疾病有甲亢、单纯性甲状腺肿、甲状腺癌等。

（2）**颈淋巴结结核**：在颈部的一侧或两侧出现多个大小不等的淋巴结，初起较硬、无痛、可推动；后期互相融合或粘连成块，不易推动；晚期破溃，流米汤样浓液。本病多发生于儿童和青年人。

（3）**慢性淋巴结炎**：位于颈部两侧、颌下或颏下区。可因牙龈、扁桃体、口腔黏膜、中耳道等严重病灶引起。肿块扁平似黄豆或蚕豆大小，表面光滑、易推动，中等硬度。

（4）**甲状腺舌管囊肿**：位于颈前正中部，约2厘米大小，表面光滑，边界清楚无压痛的圆形肿块，可随伸、缩舌或吞咽而上下活动，好发于学龄前后的儿童，手术切除可根治。

（5）**转移性肿瘤**：肿块位于颈部的两侧或锁骨上窝，初期为单个、无痛、可推动、坚硬肿大的淋巴结；中期结节增多成带状肿块，可侵犯附近的组织，出现放射性疼痛；晚期破溃出血及排出恶臭的液体，外生型生长者如菜花状。本病多由头部的恶性肿瘤和鼻咽癌、甲状腺癌及乳房、肺、纵隔、胰腺等癌转移所致，死亡率较高。

（6）**恶性淋巴瘤**：位于颈部一侧或双侧，开始为散在多个、稍硬、无压痛、能活动的淋巴结；后期互相粘连成团，生长迅速。同时其他部位淋巴结及肝脾均肿大，常有不规则的高热出现。为网状细胞肉瘤、淋巴细胞肉瘤、霍奇金淋巴瘤所致，好发于男性青少年。该病若早发现、早治疗，可延长生存期。

无论是哪种肿块出现，都应在第一时间赴专科医院进行检查诊治，以免耽误病情。

如何识别颌面部血管瘤

小儿颌面部是血管瘤的好发部位，怎么判断这些血管瘤呢？

婴幼儿血管瘤一般表现为突出于皮肤表面的红色斑块，发生于皮下或黏膜下的血管瘤多呈青紫色，更深部的血管瘤表现为质地中等偏软的包块。男女比例约为1∶3，在1岁以前，病变为快速生长期，1岁以后趋于稳定。多数血管瘤可以自然消退，但消退期长短不一，最长者可到20岁左右。

微静脉畸形又称为鲜红斑痣、葡萄酒色斑，多发生颜面部皮肤，也可发生于口腔黏膜，呈粉红色、红色或紫红色斑块，多与皮肤表面平齐。微静脉畸形一般出生时即有，随着年龄增大而逐渐扩张，不会自行消退，晚期可出现结节状或瘤样增生。

静脉畸形由衬有内皮细胞的血窦所组成。发生于浅表部位的静脉畸形，皮肤、黏膜呈现蓝色或紫红色。发生于面颈深部的病变表现为质地柔软的包块，头低位时体积明显增大。静脉畸形窦腔内的瘀血凝固可形成血栓，并可钙化为静脉石。静脉畸形可伴发疼痛、出血，造成颜面部畸形和功能障碍。

动静脉畸形主要是由血管壁显著扩张的动脉与静脉直接吻合而成。临床上常表现为局部搏动性隆起，界限不清。病变增生后呈念珠状，表面皮肤颜色正常或发红，皮温高。患者可自己感觉到搏动，扣诊有震颤感。病变侵犯皮肤后使其变薄，可能发生坏死、破溃及大出血。动静脉畸形也可侵蚀邻近的骨质或发生于颌骨，发生于颌骨的病变有时会突发牙龈大出血。

 ## 血管瘤可以治疗吗

回答是肯定的。血管瘤治疗方法很多，目前普萘洛尔被推荐为一线治疗药物，以口服为主；其他方法有噻吗洛尔局部涂擦、口服或局部注射激素、干扰素注射、硬化剂治疗、咪喹莫特涂擦、激光治疗、中草药敷贴、手术切除等。因为多数婴幼儿血管瘤能够自然消退，所以基本的治疗理念是早期控制病变快速增长、长期观察等其自然消退，必要时手术切除、外形整复。微静脉畸形首选激光治疗或激光光动力治疗，治疗光源主要为基于选择性光热解作用原理的脉冲染料激光，光动力治疗光源有氪离子激光、铜蒸气激光等，对于显著增生的病变可以选择硬化治疗、手术切除等方法。静脉畸形首选硬化治疗，目前常用的硬化剂有无水乙醇、博来霉素、十四烷基硫酸钠等，大范围静脉畸形可辅以射频消融、电化学治疗、手术切除等综合治疗手段。动静脉畸形治疗方法包括供血动脉介入栓塞、原发灶栓塞硬化及手术切除。

儿童血管瘤患者尚处于生长发育期，制订治疗方案应根据病变类型、部位、范围等综合考虑，在有效消除病变的同时，也要考虑治疗方法对患者组织发育的影响，全局化的考虑有助于医生制订科学、合理的治疗方案。

颈部转移癌"谁"是原发灶

颈部发现了转移癌，如何找出原发灶呢？肿瘤的淋巴结转移是有一定规律的，原发灶基本循着区域性淋巴结引流的方向转移，医生根据转移灶的部位就可以初步推断出原发灶的所在地。

为了叙述方便，我们简单地把颈部分为上中下三个部分。如果淋巴结转移癌（高分化或低分化）发生在上颈，可能原发于口腔、喉、下咽、舌根及扁桃体；如果发生在中颈，常常来自下咽、喉及甲状腺；发生在下颈或锁骨上区的转移癌，部分来自下咽及甲状腺，少数来自胸腹腔原发恶性肿瘤转移。

发现颈部淋巴结转移癌之后，就应该把头颈部作为寻找原发灶的重要部位依次全面检查，尤其对于鼻咽、舌根及梨状窝等处，要应用内窥镜、X线摄影、CT等先进设备详细检查，以便结合病史、症状及体征，做出初步的诊断。这几个部位肿瘤的原发灶较隐蔽，常常在颈部出现肿块之后才被查出。另外，对于食管、胃、肺及盆腔器官也要做系统检查。

如果一时找不到原发灶，我们主张一边治疗、一边寻找。治疗原则和方法是：发生在上颈的淋巴结转移癌（属低分化者），按鼻咽癌或下咽癌行根治性放疗；中下颈部低分化或中分化转移鳞癌，考虑后舌根或梨状窝隐匿癌，可施行包括口咽及下咽的根治性放疗；中上颈转移鳞癌，可以做颈淋巴清扫手术；下颈及锁骨上转移癌，可能来自胸腹腔原发肿瘤，须到相关科室查找原发灶并进行相关治疗。如果是原发不明转移癌，治疗后还要密切随访，每隔2~3个月到医院复查一次，一旦发现原发灶，立即做有效的治疗。

颈部淋巴结转移癌原发灶有时无法发现，其原因可能是原发灶非常小，临床所有的检查方法都不能发现；或患者发现肿块后很快接受放疗，隐匿性原发灶已被包括在放疗范围内，被放疗所控制；有文献报道，部分原发灶可处于长期相对稳定的非活动状态，终身都不出现。因此，患者及家属不必为找不到原发灶而忧虑，应该及早治疗。若治疗及时、合理，能使许多患者的生命得到挽救。

如何预防口腔癌

口腔是身体的一部分，也会发生癌变，据统计，口腔颌面部恶性肿瘤约为全身恶性肿瘤的9%。口腔癌初起时病变比较局限，不影响正常饮食、语言功能，常常被人们认为是其他疾病如慢性溃疡、炎症等，结果耽误治疗。想到医院检查时，已到晚期，造成不良后果。因此，要注意预防，以便早发现、早诊断、早治疗。

常见的口腔癌有唇癌、舌癌、颊癌、龈癌等。

常见的口腔癌

类型	发生	诱发因素
唇癌	多发生于下唇，早期为疱疹、结痂样肿块或局部黏膜增厚，随后出现火山口状溃疡或菜花状肿块，唇癌生长较慢，一般无自觉症状，下唇癌较多见	主要是吸烟时习惯将烟斗贴附口唇处，长期局部刺激口唇所致
舌癌	多发生于舌缘，其次为舌腹、舌背及舌根等处，一般恶性程度高，生长快，男性多见于女性，早期病变是溃疡、硬结或不规则的隆起斑块	残冠、残根、锐利的牙尖以及不良修复体对舌体黏膜长期的损伤和刺激
颊癌	常发生于磨牙区附近，生长速度快，男性多见	颊癌的发病原因和吸烟有密切关系。颊黏膜出现白斑是颊癌常见的癌前病变，残冠、残根和不良修复体的长期刺激也是诱发因素
龈癌	一般下牙龈较上牙龈为多，男性多见，牙龈癌生长较慢，可引起牙松动和疼痛，多半为溃疡型	与不良修复体、不良义齿的损伤和刺激有关

由于口腔组织大部分暴露，自己易于发现各种癌前病变及诱发因素，大多数口腔癌是可以预防的。如果发现口腔内有长期不愈的溃烂、白斑，就应及时戒烟，请医生检查；如果口腔内有残冠、残根，则应请医生诊治；义齿应定期请医生检查；力争去除刺激因素。只要注意预防，口腔癌就能避免发生，即使发生，亦能及时得到早期发现、早期诊断、早期治疗，收到最好的治疗效果。

定期拜访口腔医生有助于及早发现口腔癌症，克服一些潜在有害的习惯也有助于减少癌症发生风险。

有哪些因素可能引起口腔癌

口腔癌是指发生在唇颊、腭、舌、口底、牙龈黏膜部位和唇红缘的癌，是世界上十种最常见的癌症之一。任何年龄均可患口腔癌，但其发病率与死亡率随年龄增长而上升，一般40~60岁为口腔癌发病高峰。因此，老年人预防口腔癌更为重要。多年的临床观察、实验研究及分析流行病学研究认为，口腔癌的发生与多种因素有关。如果口腔黏膜长期受到不良刺激或有烟酒不良嗜好，容易发生口腔白斑甚至口腔癌。吸烟是口腔癌的危险因素，且口腔癌的发病部位与吸烟的方式及数量有关；嚼槟榔也是口腔癌的重要诱发因素。此外，大量饮酒与营养不良等也与口腔癌的发生有关，环境中的光辐射和核辐射都是诱发癌的因素。口腔中的局部刺激（如尖锐的牙尖、不良修复体刺激）都被认为是口腔癌发生的因素。

了解口腔癌的致病因素，有助于加强口腔癌的预防工作，大大降低其发病率。

第八章 口腔颌面部常见疾病

口腔颌面部外伤有哪些特点

口腔颌面部是人体暴露的部位。不论在平时或在战时，这个部位的外伤都是比较常见的。根据美军伊拉克战争资料，颌面部创伤约占全身外伤的23%。口腔颌面部外伤包括训练伤、交通事故伤、火器伤、烧伤和冻伤等。这个部位的外伤具有若干特点，了解、掌握这些特点，对正确处理该区域的创伤有积极意义。

（1）口腔颌面部上接头颅、下连颈部，该区的外伤常常伴有急性颅脑损伤，将产生严重后果。另外，出血、骨折片及牙齿碎片等都可能吸入气管，导致呼吸困难，甚至窒息，特别需要注意全面检查和急救。

（2）颌面部血管很多，血液循环丰富，组织再生能力和抵抗感染的能力都很强，伤口愈合快，初期清理创伤的时限也较躯干四肢部位外伤为宽，伤后1~2天如伤口无明显感染还可做清创缝合。面部软组织撕脱的，可尽量保留。与此同时，颌面部血运丰富，受伤后出血也多，组织水肿也重。由于水肿、血肿可造成呼吸困难，应予以足够的重视。

（3）颌面部有许多带有细菌的腔窦，如口腔、鼻腔、鼻旁窦等，伤口如与这些腔窦相通，则容易感染。清创处理时应尽早闭合与腔窦相通的创口，以减少感染机会。颌骨上牙齿被打碎时，牙齿碎片可穿入周围软组织中，同样会增加感染机会，并加重组织损伤，甚至影响骨折的愈合。

（4）上下牙齿的存在对治疗骨折起重要作用，利用牙齿咬合关系作为颌骨复位时的标准，而牙齿又可以作为颌骨固定时的支架，应尽力保存牙齿。

（5）口腔是消化道的入口，如损伤严重，可影响进食、咀嚼及语言功能，故应选择适当的喂养方法，以保证患者的创口愈合及营养。

（6）颌面部有腮腺及重要的神经组织，即面神经。面神经损伤会产生半侧颜面瘫痪，唾液经常由伤口流出，或常从嘴边流出，也会影响伤口的愈合。

（7）口腔颌面外伤伤员自己看不见伤口，自救困难，主要靠互救。

如何进行口腔颌面部外伤的急救

口腔颌面部外伤处理时必须注意以下几个问题。

（1）对口腔颌面部的损伤进行急救时，首先是抢救生命，必须检查除颌面部损伤外是否有颅脑及身体其他部位的损伤或危及生命的问题，如窒息、出血等，也就是说应该先解决主要矛盾，待患者这些情况平稳后，再处理颌面部的伤口。

（2）呼吸道阻塞可危及生命，遇有窒息情况，要及时找出原因，予以处理。如有异物或血液、血块及分泌物等，应及时吸出，使患者的头偏向一侧，或采取俯卧位，使分泌物自行流出。如因下颌骨骨折造成舌后坠，可将两侧下颌角向上托起，并用粗线将舌拉出。如因上颌骨骨折向下压迫舌背，需将上颌骨托起，并做临时固定，以保持呼吸道通畅。如仍不能解决问题，可用粗针头由气管的环状软骨间的环甲膜处插入气管，以维持呼吸，同时要尽快做气管切开。

（3）遇有严重出血时，应先及时止血，并给以静脉输血及补充液体。一般性出血可将移位组织复位，再加压包扎，即可止血；如有较大的血管出血，需将血管找出结扎，也可应用压迫单侧主要血管的方法加以止血。例如在耳前压颞浅动脉，颌下区压迫颌外动脉，紧急大出血时可压迫颈总动脉等。这些主要血管都可在面部摸到搏动，位置不难确定。总之，要待患者全身情况好转，再清创缝合口腔颌面部伤口。

（4）处理颌面部伤口时应注意使眼、口唇、鼻翼等恢复原有位置。如对位不准或感染后形成明显疤痕，将会遗留面部畸形，影响面部外形。

（5）清创时必须将伤口的沙石、矿渣等异物冲洗干净。如不干净，异物留在皮肤内，将造成皮肤变色、不平整，也将影响面容。

（6）在条件允许的情况下，要及时送患者到二线专科医院接受专科治疗，不宜勉强长期留治在一线医院，以免给患者造成不良后果。

如何诊断颌面骨折

在日常生活中难免会发生意外创伤，当外露的颌面部受到打击伤或摔伤时，应该如何判断下颌骨是否骨折呢？

下颌骨是面部较大的骨骼，我们平常叫它下巴骨。下颌骨在面部所占面积最广、位置最突出，一旦发生骨折，两侧肌肉的平衡关系就会被破坏，骨折片因为附着在它上面的肌肉向不同方向牵拉，使之发生移动，咬合关系变得错乱。咀嚼困难是下颌骨骨折的主要标志。下颌骨骨折可能发生在下颌髁状突颈部、下颌角、颏孔部位及下颌正中联合部等处，其症状表现及咬合错位因骨折部位不同而不尽相同。但是，无论哪个部位发生骨折，在开、闭口下颌骨活动时，骨折端的互相摩擦会产生剧烈疼痛。根据疼痛部位，可以找出骨折部位。当下颌骨骨折伴有下齿槽神经损伤时，损伤一侧的下嘴唇会产生麻木，痛感消失。上颌骨骨折通常表现为上颌牙下垂、面中 1/3 变长、咬合关系紊乱、前牙闭不住或后牙闭不住；另外，轻摇上颌骨有动度且伴有剧烈疼痛，这就进一步证明已发生骨折，应及时送往医院，施行骨折复位及固定手术。

第九章

数字化口腔医学

第九章 数字化口腔医学

随着数字化技术的迅猛发展，各类数字化技术正在逐步改变着临床口腔医师的诊疗方式和治疗理念。尤其是口腔全景CT、数字化口内扫描、口外扫描、面部扫描、下颌运动分析系统、数字化咬合分析系统等数据采集技术，以其高精度、高效率、易传输、低污染等优势逐渐在各口腔医院推广和普及。

什么是数字化口腔医学

数字化口腔医学是将互联网、大数据、人工智能、机器人计算机辅助设计与制造等以数字化为基础的技术方法用于口腔医疗、教学与科研。它改变了口腔临床的诊疗方式，显著提高了临床诊疗的效率和工作质量。数字化口腔医疗技术代表着口腔医疗的发展方向，正在取代传统的口腔医疗方式。

数字化口内扫描

数字化口内扫描（数字印模）是指应用扫描器将口内的牙列等组织形态记录下来并转化为数据的方法，又称光学印模。医生应用它可精确地获取牙列和口腔软组织形态、位置和尺寸，为下一步手术设计和修复体制作提供数据基础。

传统的印模技术是硅胶取膜，需要采用硅胶等印模材料在患者口内制取印模、取膜、再倒模及进行后续的设计加工，通常需要 2 周左右的时间才能完成整个牙齿的修复治疗，治疗过程非常缓慢且精度较差。而数字化口内扫描仪可以让牙医直接在患者口内扫描获取牙齿的三维数字模型，然后发送到 CAD/CAM 平台进行设计和加工，最快只需 2 小时即可完成义齿制作。口内扫描比传统印模技术更加高效快速、精准详细、体验舒适。口内扫描仪的应用不仅局限于口腔修复，在口腔种植及正畸方面也有很重要的应用。数字化的口内扫描极大提高了牙齿治疗的诊疗效率和质量，是当前口腔医疗数字化发展的必然趋势。

数字化口腔 CT 诊断

数字化口腔 CT 又称锥形束牙科 CT（CBCT），是目前口腔临床常用的一种 X 线影像检查手段。常规的口腔疾病检查手段是 X 光片，一般的牙根炎症、牙体折裂、骨质状况都可以得到较好的反映。但局限在于 X 光片只能从一个固定方向上进行投照，有些病变由于组织的重合不易被发现，而对一些严重或复杂的疾病必须观察到病变与邻近器官、血管、神经及组织的相邻关系才能进行精准治疗。简单来说，口腔 X 光片是二维的片子，放大率不均等，局部可能存在扭曲，无法显示三维立体的空间结构。口腔 CT 可以观看颌骨每一层的结构，包括牙的结构，但它还是由很多二维的片子构成。而数字化口腔全景 CT（即锥形束 CT）可以三维建模（只能在电脑上看），从各个角度各个层面来观看颌骨、牙列的三维结构。由于 CBCT 是专为牙科使用而设计的，成像的目的是显示口腔颌面部的骨结构，因此通常比 CT 具有更低的辐射剂量和更高的分辨率。数字化口腔全景 CT 犹如医生可透视的眼睛，可精确测量和看清牙齿错位、歪斜的程度与角度，同时可 3D 扫描牙槽骨、颌骨等"脸型"骨架，获得精准数据，以进行患者治疗计划的制定。

数字化口腔 3D 打印

数字化口腔 3D 打印是在数字化设计的基础上，应用 3D 打印技术制作义齿、矫治器等口腔工艺技术；用 3D 打印技术制作金属材料的牙冠固定桥等修复体，也成为牙科行业应用的技术。通过 3D 打印技术，可以准确、快速地制作牙冠、各种义齿以及牙颌模型、手术导板。通过 3D 打印技术生产的牙齿矫正器也得到了广泛应用，比起传统的牙齿矫正器，3D 打印的透明矫正器还有隐形、美观的优点。

口腔行业常用的 3D 打印技术主要有光敏树脂选择固化技术（SLA）、选择性激光熔融金属打印技术（SLM）、多喷头打印技术（Polyjet）等，每种技术适合加工的牙科产品不同。SLA 技术主要用于牙科手术导板、临时牙冠和牙桥制造以及失蜡铸造的树脂模型。SLM 技术可快速、直接制造精密的个性化的复杂金属结构，所以在口腔修复体制造中有很大优势。Polyjet 技术在制作牙模、手术导板、贴面模型、牙齿矫正器、定位托盘以及各类模型的相关实验室和业务设计方面有许多应用案例。

种植牙机器人

种植牙是目前医学界公认的牙齿缺失理想修复方式。种植牙的植入精度是影响种植牙修复效果的重要因素。

为了提高种植牙的精确度,口腔种植机器人应运而生。空军军医大学口腔医院赵铱民教授团队历时8年,研发出世界首台自主式口腔种植手术机器人系统,并建立了手术标准流程与临床规范。经过大量的模型、动物实验及临床试验,目前这款机器人已获得我国三类医疗器械注册证,已广泛进入临床应用。

在普通种植牙手术中,完全依赖医生的经验和技能,手术结果受医生个人能力直接影响。机器人是把临床医生的经验和技能转化为计算机可以解读和执行的算法和语言,用以控制机械臂的运动,可以避免人手或主观意识导致的偏差,进而实现高精度手术。

在机器人种植牙过程中,医生通过键盘操控手术,机械臂代替医生的双手,使种植更精确,最大限度实现了微创种植,降低了手术风险,缩短了手术时间,提升了患者就医的舒适感。由于精确度的提高和机器人与义齿3D打印数据共享,使得全口无牙患者种植后即时装戴全口义齿成为可能,实现了种植修复的重要突破。

致 谢

供稿专家（按姓氏笔画排序）

李 刚 吴 江 轩 昆 孟 娜

曹 军 董 岩 谢 超

图书在版编目（CIP）数据

科学健康．口腔 / 中国科学技术协会，中国老科学技术工作者协会，国家卫生健康委员会组织编写． -- 北京：科学普及出版社，2022.9

ISBN 978-7-110-10500-9

Ⅰ.①科… Ⅱ.①中…②中…③国… Ⅲ.①保健—普及读物②口腔—保健—普及读物 Ⅳ.① R161-49 ② R78-49

中国版本图书馆 CIP 数据核字（2022）第 151040 号